癌症·医生说

癌症患者看得懂的用药知识

总主编◎程向东　朱利明

主　编◎王　增

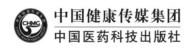

中国健康传媒集团

中国医药科技出版社

内 容 提 要

本书为"癌症·医生说"分册之一，主要介绍了一般药品的常识、肿瘤用药知识，以及肿瘤用药中化疗药、靶向药、免疫检查点抑制剂和辅助用药的使用方法、注意事项、不良反应的防治和应对等内容，另外还介绍了肿瘤患者的真实故事。全书采用问答形式进行详细介绍，语言通俗易懂，适合广大读者特别是肿瘤患者及其家属参考阅读。

图书在版编目（CIP）数据

癌症患者看得懂的用药知识 / 王增主编 . —北京：中国医药科技出版社，2023.10
（癌症·医生说）

ISBN 978-7-5214-4072-0

Ⅰ . ①癌… Ⅱ . ①王… Ⅲ . ①癌—用药法 Ⅳ . ① R730.5

中国国家版本馆 CIP 数据核字（2023）第 144586 号

美术编辑　陈君杞
版式设计　也　在

出版　**中国健康传媒集团** | 中国医药科技出版社
地址　北京市海淀区文慧园北路甲 22 号
邮编　100082
电话　发行：010-62227427　邮购：010-62236938
网址　www.cmstp.com
规格　710 × 1000 mm $^1/_{16}$
印张　12
字数　167 千字
版次　2023 年 10 月第 1 版
印次　2023 年 10 月第 1 次印刷
印刷　北京盛通印刷股份有限公司
经销　全国各地新华书店
书号　ISBN 978-7-5214-4072-0
定价　**45.00 元**

获取新书信息、投稿、为图书纠错，请扫码联系我们。

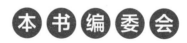

本书编委会

主　编　王　增

副主编　周陈西

编　委　（按姓氏笔画排序）

　　　　孔思思　余婷婷　辛文秀

　　　　张利丹　陈　培　陈凌亚

　　　　陈翠微　邵　芸　金郭樱

　　　　曹莹莹　戚雅君　章煌杰

　　　　彭芸崧

序

癌症，众病之王。

根据最新的统计报告显示，截至 2020 年，全球每年新发癌症病例数约为 1930 万；预计到 2040 年，全球癌症病例数将达到 2840 万，比 2020 年增加 47%。现在，癌症不仅仅是一类疾病，更是全人类面临的巨大健康挑战，无论是患者本人还是他们的家人，都深受其害。

我的一位朋友曾向我诉说，当他被医生告知患上癌症时，内心瞬间沉浸在无尽的恐惧与焦虑之中。它是谁？它会怎么样？应该去找谁？如何把它赶走？要做些什么准备？这些都不知道！他说，癌症就像一个满怀敌意、全副武装的不速之客，凭空闯入他的生活，让他和家人一下子陷入恐惧、无助和绝望的深渊。

庆幸的是，我这位朋友的故事还算比较圆满。他在治愈后专程过来谢我，感谢我给他介绍了一位好专家。专家详细地向他解释病情、诊疗方法和预后，还有诊疗中的各种可能性，让他心里有了底。他说我和专家在他最困难的时候给了他一家人希望与勇气！

现阶段，我们国家还存在优质医疗资源不足的问题，很多时候专家面对着无数患者渴求的眼神，却无法给予更多的时间解读病情和治疗方案，对这些癌症患者而言，他们该怎么办？

这个时候，面向大众的癌症知识科普就显得尤为重要，而由一线临床专家根据癌症诊疗的最新进展、实践问题，并结合患者实际需求撰写的癌症知识科普书籍更是难能可贵。

健康中国需要科学普及。作为一名从事生物分析化学的科学家，我目前带领中国科学院基础医学与肿瘤研究所和浙江省肿瘤医院的专家们进行着癌症研究的攻关。身处癌症领域，我目睹了许多患者的苦难和挣扎，也见证了现代医学在癌症领域取得的突破性进展。我深知，想要更好地理解癌症、预防癌症，并帮助患者战胜癌症，我们有责任搭建科普的桥梁，将癌症科学知识传播给更广泛的群体。因此，我非常高兴地向大众推荐《癌症·医生说》这套关于癌症的科普丛书。

这套丛书不仅涵盖了癌症手术治疗、放射治疗、内科治疗等基本诊疗手段、诊疗进展和新疗法，还从营养指导、癌痛管理、心理调试、家庭照护、用药管理等方面入手，以一问一答的形式解答患者和家属在诊疗及康复等过程中存在的各类问题。各分册同时结合真实的抗癌故事，以生动的案例帮助患者及家属树立科学的肿瘤治疗观念和战胜癌症的信心。这种从案例中寻找心理和情感支持的方式，将有助于患者及家属积极地面对困难，帮助他们重获正向的生活态度和心灵的平衡。

丛书的总主编分别是浙江省肿瘤医院党委书记程向东和党委委员、院长助理朱利明。程向东不仅是一位非常优秀的外科专家，还是中国抗癌协会副理事长、科技部国家重点研发计划等项目的首席科学家，在癌症防治领域功勋卓著。朱利明是肿瘤内科的临床专家，还兼任中华预防医学会叙事医学分会副主任委员，在医学人文领域有深厚的造诣，他一贯认为临床医生做科普工作散发的是医生的温度。而各分册的主编、副主编及编委们基本都来自于浙江省肿瘤医院，他们或是学科带头人，或是资深的临床、护理专家和药学专家。他们把艰涩难懂的专业知识用简洁通俗、系统而且富有条理的方式介绍给广大读者，无论您是否有医学背景，都能轻松地理解书中的知识。

《癌症·医生说》丛书不仅适用于癌症患者和家属等一般读者，也适用于从事医学以及相关领域的专业人士。通过阅读本丛书，读者可以了解癌症诊疗、康复、家庭照护等患者日常生活需要关注的各方面知识。我相信这套丛书能给读者带来有益的信息和实用的建议，更希望这套丛书能够成为读者的"亲密伙伴"，为读者提供可靠的指导和必要的帮助，还有希望、勇气和力量！

中国科学院院士

发展中国家科学院院士

中国科学院杭州医学研究所所长

浙江省肿瘤医院院长

2023 年 7 月

前　言

　　肿瘤作为目前威胁人类生命健康的重大疾病之一，发病率呈逐年上升的趋势。在所有的肿瘤治疗方法中，药物治疗是最基本、最重要的手段，患友们在肿瘤的全程管理中，不可避免地需要使用抗肿瘤药物或者肿瘤治疗辅助药物。传统化疗是肿瘤治疗的"三驾马车"之一，随着精准医学的来临，靶向药物、免疫药物等新型药物为肿瘤患者带来了福音。然而，不论是化疗药物，还是靶向药物、免疫药物，甚至是其他治疗肿瘤的辅助药物，不良反应都相对较多，使用时需要注意的事项也不少。如何有效获取简明易懂的相关信息，以免患友们在专业性强且篇幅较长的说明书面前望而却步，是撰写本书最大的初衷。

　　考虑到患友们不同阶段的治疗需求，本书以问答的形式介绍了一般药品的常识、肿瘤用药知识，以及肿瘤用药中化疗药、靶向药、免疫检查点抑制剂和辅助用药的使用方法、相关注意事项、不良反应的防治和应对等各个方面，并结合真实案例，以期为患者提供不同视角的自我用药管理知识，从而有效增加治疗的依从性。

编者

2023 年 7 月

目 录

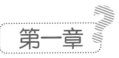

第一章
一般药品常识"应知道"

第二章

肿瘤用药常识"需知道"

第三章

化疗用药

第四章

靶向用药

第五章
内分泌用药

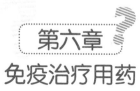

第六章
免疫治疗用药

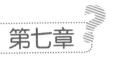

第七章
抗肿瘤辅助用药

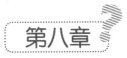

第八章
我和肿瘤的那些事

第一章
一般药品常识"应知道"

01. 一种药有好几个叫法，有什么区别？购买及使用时
    以什么为准？

02. 用药前看说明书，应该着重看哪些内容？

03. 过期几天的药品还能用吗？效果会受影响吗？

04. 为什么有些药品需要冷藏保存，有些不需要？

05. 药品都有哪些使用方法，不同的使用方法各有什么
    特点？

    ……

01 一种药有好几个叫法，有什么区别？购买及使用时以什么为准？

药品一般有通用名、商品名和别名之分。

通用名

通用名是药品的学名，是指在世界各地都可通用的名称，例如阿司匹林、青霉素等。而且一种药品只有一个通用名称，作为不同种药品之间相区分的名称。因此，根据法规的要求，药品的标签、说明书或包装上必须体现的是通用名称，且处于醒目的位置。

商品名

药品的商品名是指生产企业为自己的产品命名的名称，并通过审批注册，用以区别其他企业的产品。大多数药品对外宣传时都会使用商品名称。所以患者在服药前，可从说明书上找出药品的通用名和商品名，如果两药通用名一样，那么它就属于同一种药，是不能一起服用的，否则重复用药，可能导致严重不良后果。

别名

由于某些原因，一种药物在一段时间内使用了一个名称，而后更改为当前的通用名称，已经使用了一段时间并且人们习惯了的名称叫别名。例如，扑尔敏是马来酸氯苯那敏的别名，心得安是普萘洛尔的别名。

02 用药前看说明书，应该着重看哪些内容?

药品说明书该怎么看，特别是要快速准确地从一大张说明书中获得需要了解的内容，还是有讲究的。以下对说明书中的重点内容一一进行了罗列。

· 药品名称

药品说明书第一项就是药品名称，包括通用名、商品名、英文名和汉语拼音。患者在用药时，不论商品名称是什么，只要认准了药品通用名，就可以避免很多重复用药。

· 成份

这一栏在药品说明书中非常重要，尤其是对于一些复合制剂，一个药里含多种有效成分，如果不注意就有可能服用过量。

· 用法用量

药品说明书中的用法用量没有特殊说明的，一般是指成人用量，即18~60岁的人群，而且是平均剂量。用药时，需按照医嘱服用，不要自行加减用药剂量。60岁以上的老人，一般肝肾功能水平下降，应严格遵医嘱调整用药剂量。

· 不良反应

主要是告知患者该药物有什么不良反应，让患者提前了解这种药物发生某些不良反应的潜在可能性。

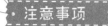

注意事项

慎用：指用药时应谨慎，使用药物后应注意观察，若出现不良反应应立即停药，如果没有可继续使用。

忌用：避免使用或最好不用。

禁用：绝对禁止使用，没有任何选择余地。

批准文号

批准文号里以 Z 开头，说明该药品是中成药；批准文号为 H 开头，说明该药品是西药。

03 过期几天的药品还能用吗？效果会受影响吗？

药品是化学物质，具有不稳定性，会随着时间、温度、湿度等各种客观条件变化发生改变。有效期指的是药品在规定的储存条件下，能够保持其药效和质量的一个期限。药品在有效期内妥当储存，药效性质一般不会发生改变，这个时期患者服用是安全有效的。过了有效期，药效有可能发生改变，甚至失去药效。过期药品不能吃是因为药品有效含量下降了，其药效也有可能已经降低了，在药品长期的放置过程中，药品的质量也发生了变化，药品发挥不出原来的用药效果。此外，有时还会发生药品化学成分的改变，产生有害物质，对人体产生损害。例如，四环素过期后产生的毒性，可导致呕吐，严重的情况下还可影响肝肾功能。因此，药品一旦过期，就不可再使用了。

04 为什么有些药品需要冷藏保存，有些不需要？

不同的药品，存放时对温度的要求不一样。药品的存储温度一般包括：①常温，要求在 10~30℃。②阴冷、凉暗处，要求温度在 20℃以下。③冷藏，要求在 2~8℃之间。

一般家里的片剂、胶囊剂等，存放在常温下就可以了，但在夏天栓剂因为温度过高容易软化变形，导致不易使用，所以需要放在冰箱冷藏保存。还有一些生物制剂，因其活性成分易变质、分解，所以需要一直冷藏（包括携带的时候）。但也不是所有的药品都适合在冷藏保存，比如糖浆类药品，在温度比较低的环境中，有效成分或糖分会析出，从而导致浓度不准确，影响药效；再比如外用的乳膏，在过低的温度下会导致水油分层，影响膏剂的药效和涂抹时的均匀性。因而，需要根据药品的特性选择合适的储存环境，从而更有效地使用药品。

05 药品都有哪些使用方法，不同的使用方法各有什么特点？

药品有多种使用方法，常用的使用方式包括口服、外用、静脉注射等，不同用药方法的特点也有所不同，具体如下。

口服给药

口服给药的药物经胃肠道吸收发挥作用，是最方便和广泛的使用方法。但口服给药吸收较慢，所以一般不用于急救、意识不清或禁食的患者。口服的剂型有：溶液剂、乳剂、混悬剂、散剂、胶囊剂、丸剂、颗粒剂、片剂等。

注射给药

注射给药是指使用注射器直接将药物溶液、混悬液或乳剂等注射到不同部位的给药方法。如：肌内注射、皮下注射、静脉注射和鞘膜囊内注射等。

呼吸道给药

呼吸道给药是指利用压缩空气的方法，将药液转变成气雾，使药物直接被吸入呼吸道的给药方法。如：气雾剂、喷雾剂等。

皮肤给药

皮肤给药是指将药物涂抹在皮肤上的一种外用治疗方法，在给药局部或全身发挥药效。如：外用溶液、洗剂、搽剂、贴剂等。

黏膜给药

黏膜给药是指用在眼部、鼻腔、口腔等部位的给药方法，药物经黏膜吸收发挥局部或全身作用。如：滴眼剂、滴鼻剂、眼用软膏、含漱剂、舌下片剂等。

腔道给药

腔道给药是指用于直肠、阴道、尿道、鼻腔、耳道等部位的给药方法。腔道给药吸收后，可发挥局部或全身作用。

不同使用方法的药品一般不建议交错使用，但在实际治疗过程中也存在特殊情况，比如当患者血钾较低，又没有合适的补钾口服制剂时，医生可能会让患者直接口服氯化钾注射液，同样也可以起到补钾的作用。

06 药品服用时间怎么选择？饭前或者饭后服用有讲究吗？

药品想要发挥最大的药效，服用时间很关键。

（1）饭前服用：是指在吃饭前 30~60 分钟服用。如果刚服完药就直接吃饭，那就不能算是饭前服用了。一些胃肠道反应小、进食后会影响其吸收效果的药物均应在饭前服用，如胃黏膜保护剂、肠道抗感染药、肠溶衣片剂等。此外，某些驱虫药、泻药等也需要在饭前服用。

（2）随餐服用：是指吃饭的同时服用药物。部分治疗糖尿病的降糖药、助消化药等与食物同服能更好地发挥药效。

（3）饭后服用：指饭后 15~30 分钟服用。如果药物未注明饭前还是饭后服用，一般都可以饭后服用。饭后服用的药物多是对胃肠道有刺激的药品，空腹服用时刺激症状明显，如阿司匹林、甲硝唑等，或者是饭后服用疗效更佳的药物，如脂溶性维生素、鱼肝油、苯妥英钠等。

（4）睡前服用：指在睡前的 10~30 分钟服用。一般催眠药、他汀类降脂药和抗过敏药应在睡前服用。

（5）顿服：指将 1 天的用药剂量 1 次服下。如驱虫药、抗结核药和糖皮质激素类药等。

（6）1 天 3 次服用：指 1 天当中每隔 8 小时服用 1 次，保证体内血药浓度平稳。如抗菌药、抗癫痫药、止痛药等。

服药前需仔细阅读说明书，严格遵医嘱服用。

07 药品服用超量该怎么办，需要催吐洗胃吗？

药品服用过量不但起不到治疗效果，还会对相关器官造成不必要的负担，轻则中毒，重则会造成生命危险。

患者应该如何应对药物服用过量的问题呢？①需要注意不良反应，如果是服用降糖药的患者，药物过量反应会比较明显，例如出现低血糖、头晕、出虚汗等症状，严重时甚至发生低血糖晕厥，需要积极补救，对症治疗。降糖药使用过量时，可立刻含服一颗糖或喝热糖水，再根据血糖情况调整用药剂量。患者如果是降压药使用过量，会导致低血压、脑供血不足，出现头晕等症状，甚至危及患者生命安全，需尽快躺下休息，严密监测患者血压，再决定如何用药。如患者有明显不适，应及时到医院就诊。②如果服用的药物剂量较少，药效较低，可以多喝水，喝水可以加快药物在体内的代谢，尽可能地减少对人体的损伤。③如果误食大量药物，建议马上到医院就诊，通过催吐、洗胃等方式进行处理。

患者服药前一定要仔细阅读药物说明书的用法用量或严格根据医嘱服药，不可随意增加药物用量，以免造成药物过量使用。

08 进口药一定比国产药效果好吗？

很多患者会认为，进口药比国产药好，根深蒂固地觉得贵的总比便宜的要好。其实，这是个误区。目前我国的制药技术已经有了很大的提高，进口药和国产药的区别并不大，甚至部分国产药是好于进口药的，而且国产药的价格比较合理，进口药由于进货途径以及关税等原因，同种药品的价格明显高于国产药。当然，有些进口药在生产工艺流程以及提纯方面优于国产药，比如国外一些化疗药可能比国产药的不良反应要稍微小一些，但在疗效上是不相上下的。所以在用药上，不用过于注重进口药还是国产药，关键是对症下药，合理用药。

⑨ 为什么药品都有不良反应?

不良反应是药物在正常治疗剂量下出现的与治疗目的无关的作用，药品或多或少都有不良反应。一般情况下，不良反应是可以预知的。如一般感冒药，大都会产生嗜睡的不良反应，所以在服用这类药后要避免驾驶或高空作业，但这种不良反应会随着停药而逐渐消失。药品说明书中不良反应的发生率各不相同，不一定每个患者的身上都会发生。所以用药前需听清医生的说明，如果对药物使用有什么不清楚的地方，及时询问医生或药师。

⑩ 为什么有些药物不能和葡萄柚共同服用呢?

葡萄柚汁中含有的呋喃香豆素，可使药物的代谢速率减慢，从而加强药效，但当药物蓄积超过一定浓度时，会产生一些不良反应，甚至达到中毒水平。

不能与葡萄柚同服的药物主要有抗肿瘤药环磷酰胺、抗菌药红霉素、抗病毒药马拉韦罗、心血管药氨氯地平、降血脂药辛伐他汀、降血糖药瑞格列奈、抗痛风药秋水仙碱、抗过敏药特非那定、镇静催眠药地西泮、抗精神病药氯米帕明、促进胃动力药西沙必利、免疫抑制剂环孢素、抗艾滋病药物沙喹那韦、抗疟药青蒿素等。

为了避免药物相互作用，建议患者在服用上述药物前 72 小时和服药后 6 小时都不要或谨慎服用葡萄柚汁。

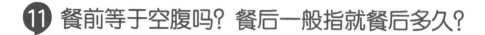

⑪ 餐前等于空腹吗？餐后一般指就餐后多久？

　　餐后是指吃完饭 15~30 分钟后，一般患者会在餐后服用药物，特别是对肠胃有刺激的药物尤其需要在餐后服用。但是有些药物药效的发挥易受食物的影响，需餐前或空腹服用；有些药物为了胃肠道快速吸收药物成分且进入血液中，从而起到治疗效果，需空腹服用。此外，促进胃肠蠕动的药物也需空腹服用。然而，餐前和空腹的服用时间有所不同，餐前是指进食前 30 分钟，空腹是指进食前或进食后 1~2 个小时，且用药后不能马上吃饭。值得注意的是，若医生嘱咐 1 天用药 3 次，并不是一日三餐各一次，而是每隔 8 个小时用药一次。

⑫ 服药有哪些注意事项？

　　患者服药时，尽量用温水送服药物，水温太高会影响部分药物的稳定性。饮料、茶水、果汁、牛奶以及可乐等，都不建议跟药物同时服用，否则会使得饮品成分跟药物发生相互反应，影响疗效，甚至产生不良反应。难以吞服的胶囊类药物，服用前可以先喝 1~2 口水滋润嗓子，用药时仰头，以使胶囊快速进入食管。即使吞咽困难，也不能自行把药物研磨成粉或掰开，应咨询医生或药师，从而得到专业的用药指导。

⑬ 服药期间能喝茶吗？会有哪些影响呢？

　　服药期间不建议喝茶。茶叶中含有酚类、鞣制类物质，对药物有效成分有物理吸附作用；还含有茶碱，可直接松弛呼吸道平滑肌。茶水与药物合用，会导致效果不佳或产生药物毒性作用，从而对疾病的治疗产生不利影响。

一般认为，患者在服用茶碱类药物时不宜同时服用美西律、异烟肼、克拉霉素、红霉素、环丙沙星等。

⑭ 一般药物用水送服，那咖啡能用来送服药物吗？

咖啡中含有咖啡因，与许多药物会发生相互作用，干扰药物在体内的代谢，从而使得发生不良反应的风险增加。建议患者养成用温开水服药的习惯。

不能与咖啡同服的药物有：喹诺酮类抗生素左氧氟沙星、莫西沙星等，解热镇痛抗炎药对乙酰氨基酚，镇静催眠药地西泮，口服避孕药复方炔诺酮片，利尿剂氢氯噻嗪，甲状腺激素药左甲状腺素钠片，骨质疏松治疗药阿仑膦酸钠，维生素 B_1 等。

⑮ 日常生活中有哪些常见的食物与药物有服用禁忌？

与药物有服用禁忌的食物，首当其冲的便是酒类。由于酒精和药物之间的相互作用不仅多且复杂，有些还会发生双硫仑反应。因此，服药期间应避免饮酒。

此外，还有一些特殊的服用禁忌。如富含矿物质的食物、维生素片，不能与红霉素类、喹诺酮类、四环类抗生素同服，否则会降低药物疗效；

柚子汁与某些他汀类药物、地平类钙离子阻断剂、乙胺碘酰酮不应同时服用；患者在服用华法林时，必须注意保持饮食，不能突然过多摄入维生素 K；非甾体类抗炎药阿司匹林、布洛芬等建议和食物同服或饭后服用，减少药物酸性对胃黏膜的刺激，以保护胃肠道；质子泵抑制剂奥美拉唑等药物需饭前或空腹服用，以提高药物吸收，从而增强抑酸效果。

⓰ 患者同时患有多种疾病时，需要服用的各种药物会不会产生相互作用？

一般来说，能用一种药物治疗的疾病尽量不用多种药物，但随着年龄增长，患者往往会患多种病，同时服用的药物增多，产生相互作用的概率也会随之增加。此时，患者应遵循医嘱服药，不要自己擅自增加或减少药物品种，可前往医院药学门诊找药师咨询合理的服药顺序和时间点，或找医生重新调整药品种类来避免不利的相互作用，减少不良反应的发生。

⓱ 中草药与西药有哪些配伍禁忌？

中草药在一些慢性疾病以及难以根治的疾病中有自身特定的疗效，因此患者在接受西药治疗时，有时候会同时服用一些中药。然而，中草药与西药合用时，也须注意相关的配伍禁忌问题，主要包括物理、化学、药理和药剂方面的配伍禁忌。

· 物理配伍禁忌

一些酸性较强的中药如乌梅、山楂、五味子等，在人体内进行代谢之后会将尿液酸化，与一些磺胺类抗菌药物联合使用后将严重影响其疗效，甚至还会影响肾功能。

化学配伍禁忌

如含有五味子的六味地黄丸、山楂等酸性中药与氢氧化铝等碱性西药联合使用时，会产生酸碱中和反应，在一定程度上弱化了双方药效。再如六神丸中的雄黄与亚硝酸盐联合使用，雄黄中的硫化砷会被氧化，产生一定的毒性，对人体造成危害。

药理配伍禁忌

含有乙醇的中药会增加代谢酶的活性，与胰岛素联合使用，会导致胰岛素的代谢加快，降低疗效。

药剂配伍禁忌

西药中的某些辅料成分会与中草药产生沉淀等物质，影响药物的质量，降低疗效。

18 药物相互作用都是会增加不良反应的吗？

药物相互作用不一定都会增加不良反应。药物相互作用指的是患者同时或在一定时间内先后服用 2 种及以上药物后对人体所产生的复合叠加效应。大部分的药物之间的相互作用不仅使不良反应增加，甚至降低疗效，引发药源性疾病，属于不利的相互作用。然而也有一些药物的相互作用为互补作用，不仅可以减轻不良反应，还能增强疗效，延缓机体耐受性或病原体耐药性的产生，属于有利的相互作用。患者在用药时，需要尽量避免可能导致疗效降低或毒性增加的相互作用。

19 抗肿瘤药物和其他辅助药之间有哪些常见的反应？

抗肿瘤药物一般不良反应较多，在产生抗肿瘤作用的同时，会对人体的正常组织产生不良影响，因此需要采用相应的辅助治疗用药。而抗肿瘤药物和一些辅助治疗药如抗凝剂、抗生素、抗真菌药、抗组胺药、抗代谢药、抗抑郁药等容易发生不良的药物相互作用，从而降低抗肿瘤药物的疗效或增加其不良反应。如 5- 氟尿嘧啶与抗凝药华法林合用，会使华法林血药浓度升高，增加患者出血风险；替莫唑胺与抗癫痫药丙戊酸钠合用，会导致体内血浆清除率降低，替莫唑胺滞留体内，感染风险增加；甲氨蝶呤与非甾体类解热镇痛抗炎药合用，会导致甲氨蝶呤血药浓度升高，加重骨髓抑制；阿糖胞苷与地高辛合用，可能会出现心律失常；顺铂与氨基糖苷类抗菌药合用，增加了耳毒性、肾毒性等不良反应的发生；厄洛替尼与雷尼替丁合用，会导致厄洛替尼血药浓度下降，降低疗效。因而，抗肿瘤药物和辅助治疗药物的合用需要医生的审慎选择。

20 一般口服药物服用时必须注意哪些事项？

口服药物的给药方法如含服、舌下含服、口腔喷雾等，以及给药时间如空腹、餐前、餐后、睡前、给药频次等，都是有严格要求的，应该根据药品说明书或者在医生指导下服用。

对胃黏膜有刺激性的药物应在饭后服用，如阿司匹林、氯吡格雷、布洛芬、氧氟沙星等；药物浓度在局部升高而发挥作用的药物如止咳糖浆，以及口内融化的药物服用后不宜立即饮水，以免降低药物浓度影响效果；对牙齿有腐蚀作用或导致牙齿染色的药物，如铁剂，可用吸管服用，服用后及时漱口清洁；由于磺胺类药物易在体内沉淀，形成结晶，服用后应多饮水；在服用强心苷类药物前，应先检测患者的心率、脉搏等；有不利相互作用的药物不宜同时服用，有些可通过延长服药间隔时间来解决，有些则不行；药丸、胶囊、缓控释片、肠溶片等不宜掰开服用。

㉑ 外用药品使用时有什么需要特别注意的地方吗？

皮肤外用药的用量需要注意，因为人体不同部位皮肤通透性不同，应使用不同浓度和剂量的外用药，如面颈、腋下等薄嫩的皮肤，用量可相对少些，并选用刺激性小的外用药。

一些特殊的皮肤外用药，如激素类外用药糠酸莫米松乳膏、布地奈德软膏、醋酸氟轻松乳膏等，切不可自行随意涂用，1天1~2次即可；有些皮肤病容易复发，故外用药不能随意停药；激素类外用药可交替用药，防止耐药产生，但需在医生指导下换用药物；真菌性感染、病毒性感染以及全身性细菌感染的患者因病因不同，且存在患者个体差异等，应在医生指导下谨慎使用外用药物。

另外，外用药应避免内服，女性经期通常不宜使用各种阴道栓剂、洗剂，也不宜坐浴，以免引起感染。

㉒ 服用抗生素类药物时除了不能喝酒，还应注意什么？

抗生素是处方药，只有在明确细菌感染时才可服用，不可擅自服药，更不可滥用，以免造成细菌耐药，需要有医生处方才可按医嘱服用。目前规定青霉素类药物用药前需要皮试，皮试阴性才可服用，但由于存在个体差异，皮试的预测价值并不是百分百准确。患者用药后如果出现皮疹、胸闷、呼吸困难等症状，应立即停药并马上就诊处理，如确认为过敏，要牢记过敏史信息，即对哪类药物过敏、具体过敏的症状是什么，并在下次就诊时告诉医生，避免再次使用。对于儿童、老人、孕妇及肝肾功能不良的患者，抗生素用药剂量和用药时间需要根据特殊人群的自身情况进行调整，在医生的指导下服用。抗生素与其他药物或食物一起服用也可能会发生不良相互作用，比如，头孢曲松与钙剂、红霉素与维生素 C、阿司匹林等酸性药物、红霉素与碱性食物、葡萄柚，对乙酰氨基酚、甲硝唑、头孢类抗生素与酒类及含酒精的药物，如复方甘草口服溶液等。

23 药品说明书中的慎用、忌用、禁用有什么区别?

在药品说明书的注意事项中常常会看到"慎用""忌用""禁用"，虽然乍一看区别不大，但实际上用法轻重程度却截然不同。

慎用

慎用是提醒患者遇到类似情况需酌情考虑，谨慎使用，并非等于不能使用，在服药期间要留心观察是否有说明书标明的不良反应发生，一旦出现不良反应，切莫惊慌，应立即停药或采取补救措施，并及时就医。通常需要慎用的药物大多针对特殊人群如小儿、老人、妊娠妇女、哺乳期妇女以及心脏、肝肾功能不好的人群等。若需要服用慎用药品时，应当咨询医生或药师后再使用。

· 忌用

忌用比慎用限制性更多了一些，表示不适宜使用或应避免使用，提醒某些患者，服用此类药物导致的不良反应较为明确且程度更深，但也存在个体差异。若必须用到忌用药品，可在医生或药师指导下选择类似药理作用，但不良反应较小的替代药品，如果只能使用该药品，则应联合使用其他对抗其不良反应的药品，最大程度减少患者服药不良反应。日常生活中，最好不要使用忌用药品。

· 禁用

禁用是指禁止使用，警告患者使用该药会发生严重的不良反应甚至中毒。如患有青光眼的患者应禁用阿托品、青霉素过敏者禁用青霉素类药物、孕妇禁用来那度胺等。上述情况一旦发生，患者将会承受巨大痛苦，造成严重后果。因此，凡属说明书上对该类药物禁用的人群，坚决不能使用。

24 儿童、妊娠妇女、哺乳期妇女用药需要注意什么？

· 儿童用药注意事项

儿童用药过多可致不良反应增多，应比成人减少用药剂量，临床可根据年龄、体重计算合适的治疗量。儿童用药时，需慎重选择静脉注射给药，慎用氯霉素、磺胺药、硝基呋喃等药物。此外，儿童还应慎用可使血中游离胆红素增加的药物，如水杨酸盐、维生素 K、吲哚美辛、毛花苷 C、苯妥英钠等。

·妊娠妇女用药注意事项

妊娠妇女用药可能会影响胎儿发育，故怀孕期间用药需特别谨慎，尤其是前三个月，如果确实需要用药，应在医生指导下使用，不可擅自服药。但如果真的生病，也不可因忌讳孕期用药而拖延病情，以免得不偿失。如果患者孕期发现肿瘤，又想保住胎儿，仍可选择相对安全的抗肿瘤药物及时进行治疗。

孕期不能使用的药物有：①收缩平滑肌的药物，如垂体后叶素、催产素等。②强力泻药。③利尿药呋塞米等。④活血化瘀、行气去滞的中草药，如大黄、红花等。

·哺乳期妇女用药注意事项

哺乳期妇女主要用药原则为慎用药物、择时哺乳、科学选药。不适合哺乳期妇女使用的药物有能引起婴儿中毒的药物，如异烟肼、卡那霉素等，以及造成回乳、减少乳汁分泌的药物。

25 若肝肾功能不全，用药需要特别关注哪些问题？

人体内大部分药物均需经肝脏活化代谢后才发挥作用或失去药理活性，所以对于肝功能不全的患者而言，药物的活化、代谢可能会受到影响，可根据肝功能异常的程度来减少用药剂量及用药次数，减轻肝脏负担，并尽量避免使用肝毒性的药物，或改用不经肝脏代谢排泄的药物。肝功能不全的患者尽量避免服用卡泊芬净、呋山那韦、加兰他敏、伏立康唑、毛果芸香碱、西地那非、伐地那非等药物。医生应根据患者的情况选用药物，患者也要遵医嘱定期监测肝功能。

对于肾功能不全的患者，首先需要明确病因，再根据实际情况合理选药，避免或减少使用对肾脏过滤作用产生影响或负担的药物，还需注意药物的相互作用，避免与有肾毒性的药物合用。医生应根据患者肾功能状态制定个体化给药方案，患者用药期间也要注意身体变化，定期监测肾功能相关指标。肾功能不全的患者尽量避免使用的药物主要有氨基糖苷类抗生素（庆大霉素、妥布霉素、卡那霉素）、万古霉素、多黏菌素、解热镇痛抗炎药（布洛芬、扶他林）、利尿药（氢氯噻嗪、呋塞米）、化疗药（顺铂、甲氨蝶呤）等。

㉖ 哪些药物服用后不能开车?

一些特殊的药物服用后可能会对大脑皮层产生影响，从而产生困倦、嗜睡、头晕、注意力分散、耳鸣、视物不清、反应迟钝等不良反应，高空作业人员、驾驶员及需要高度集中注意力的行业人员服用此类药物后可能影响其作业、驾驶等，容易发生事故，造成人员及财产损失。因而，在服用这类药物时，不建议从事高空作业或驾驶。表1中列出了一些常见的会影响驾驶的药物。

表 1　影响驾驶的药物

类别	药品名称	注意事项
镇静催眠药	地西泮、艾司唑仑、佐匹克隆、吡唑坦等	使司机注意力不集中，反应不灵敏，用药后应避免驾驶
抗组胺药	氯苯那敏、苯海拉明	可透过血脑屏障，对中枢神经有明显的抑制作用，服药后 15~30 分钟内起效，常常伴有嗜睡、眩晕等不良反应
感冒药	酚麻美敏片、阿司匹林维生素 C 泡腾片、复方氨酚烷胺胶囊	大都含有引起嗜睡的药物成分，用药后应避免驾驶

续表

类别	药品名称	注意事项
抗抑郁药	奥氮平、丙咪嗪	通常有嗜睡、头晕等不良反应，如果出现应避免驾驶或操作机器
降血压药	硝苯地平、利血平	在用药初期或换药时，如果造成血压变化过大，也可致头晕，影响驾驶
降糖药	胰岛素	可能会导致低血糖，出现头晕、出汗，甚至失去意识，在血糖偏低时应避免驾驶
抗心绞痛药	硝酸甘油	可迅速降低血压，影响反应能力，用药后应避免驾驶
解热镇痛药	布洛芬、吲哚美辛	可致头晕、视物模糊等不良反应，如果出现应避免驾驶

此外，为了减轻肿瘤患者化疗引起的恶心、呕吐、乏力等不良反应，常同时给予患者止吐、预防过敏等药物，可引起嗜睡、头晕等症状，且化疗后患者体力下降，故不宜驾驶。

患者到医院就诊时，应主动说明驾驶等情况，以便医生调整相关药品的使用。自行服用时，请仔细阅读药品说明书，关注药品注意事项，避免对驾驶产生影响。若服用了影响判断力的药物，需等药效过后再开车。

27 老年人基础疾病多，抵抗力差，该如何安全用药？

老年人基础代谢率低、血管脆弱、各器官功能均有一定程度的下降，发生药物不良反应的概率是正常成年人的2~3倍，所以在使用以下药物时要格外注意：心血管药、抗凝血药、中枢神经系统药、解热镇痛抗炎药、肾上腺皮质激素、抗菌药、抗肿瘤药、镇痛药、利尿药、导泻药等。

老年人安全用药的共性原则为：先外用后内服，先口服后注射，先老药后新药，尽量减少药物合并使用，注意老年人用药后与治疗效果无关或相反的不良反应，加强药物不良反应的监护。

㉘ 合并 "三高" 的患者用药需要注意什么？

"三高" 是指高血压、高血糖、高血脂，是中老年人的常见病。因为现代经济发展和饮食结构的变化，低运动量和高脂饮食使得中老年人大多有 "三高" 的问题，而且有逐步年轻化发展的趋势。其中一些患者需要服用降压药、降糖药和降脂药来控制症状，不同药物的注意事项如下。

降压药

建议晨起空腹服用降压药，一般服药 3~5 天后血压恢复稳定，不能擅自加大剂量服用，必要时咨询医生，不与维拉帕米、美托洛尔、特拉唑嗪以及含降压药的保健品合用。

降糖药

降糖药大多餐前服用，个别随餐服用。某些解热镇痛药、抗菌药会引起血糖波动，需要谨慎使用。

降脂药

降脂药应睡前服用，避免与红霉素、克拉霉素、伊曲康唑合用。

29 抗肿瘤药物与其他药物在使用时有什么区别?

（1）服抗肿瘤药物时，应遵照医嘱，按时、定量准确服用。服药方式若说明书没有特别标注，一般避免咀嚼、碾碎、切割和溶解服用。

（2）在抗肿瘤药物的保存方面，尤其需要注意口服抗肿瘤药物中有一部分是细胞毒性药物，应该更严格保管，必须远离儿童。建议照顾患者的家属在协助给药时佩戴手套，避免直接接触药品。患者在口服细胞毒性药物期间，上过厕所后应合上马桶盖后再冲水，并冲水 2 次。

（3）注意药品相关不良反应。比如，大部分化疗药物（如铂类、紫杉醇）会导致白细胞降低、口腔黏膜炎、胃肠道反应、肝肾功能异常等，抗血管生成类靶向药物（如安罗替尼、仑伐替尼）会引起出血、高血压、蛋白尿等症状。患者化疗结束出院后身体虚弱，需遵医嘱按时监测血常规、肝肾功能等变化，出现异常及时联系医生处理。

（4）患者在抗肿瘤治疗后更容易出血与感染，需避免受伤（如使用软毛牙刷，避免使用刮胡刀等），经常洗手，远离感染人群。

（5）患者在家服用药物期间仍需遵照医嘱定期去医院复查，以便医生对疗效和不良反应进行综合评估，及时根据情况调整治疗方案。

（6）注意可能存在的药物相互作用。在肿瘤治疗前，患者要告诉医生正在使用哪些药物，在治疗中不要擅自添加其他药物，咨询医生或药师后方可服用。

第二章
肿瘤用药常识"需知道"

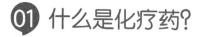
01 什么是化疗药？

化疗药物是一种可直接作用于肿瘤细胞的抗肿瘤药物，能有效干预肿瘤细胞生长的各个阶段，抑制或消灭肿瘤细胞。术前使用化疗药是目前治疗肿瘤的主要方法之一，不仅能够使病灶变小，还能提高肿瘤的手术切除率，增加根治机会。术后患者使用化疗药物，主要是为了降低肿瘤的复发转移率，使肿瘤患者的生存期延长。即便是处于癌症晚期的患者，只要对化疗药物敏感，使用化疗药物治疗仍能一定程度上提高患者的生存质量，获得更长的生存期。因此，化疗药在恶性肿瘤的治疗中起着举足轻重的作用。

02 化疗周期是指1周吗？

化疗周期并不是指1周。周期是指规律性的一个时间段，化疗周期一般是根据药物的半衰期、耐药性、不良反应的持续时间，以及患者化疗过程中的恢复情况来综合制定的。通常情况下，从开始使用化疗药算起，至第21天或第28天，称为一个周期，即3~4周为一个周期。在一个化疗周期中，并不是每天都需要给予患者化疗药，一般前1~2周作为用药阶段，后2周作为恢复阶段。

此外，由于化疗药物的毒性反应将在第2周达到顶峰，这时患者除了需要进行相关的血液学检查，还要关注其他不良反应的发生情况。第3周和第4周时，化疗药对人体造成的一些反应会慢慢减轻，逐渐进入恢复阶段。但需要注意的是，一些化疗药物产生不良反应的时间可能会推迟，患者身体恢复变慢，可能需要调整用药方案。

03 为什么用相同的化疗药，有的人效果好，有的人效果就不好呢？

化疗效果的差异与肿瘤的类型、患者自身的状态和患者对化疗药物的敏感性等因素有关。由于肿瘤的类型不同，即便患者使用相同的化疗药物，产生的效果也可能表现出不同。比如和其他的肿瘤相比，白血病、淋巴瘤等患者化疗后，化疗药物能够产生较好的疗效。肿瘤患者接受化疗时，应由专业医生评估患者具体病情后，选择合适的化疗药物，从而使每个患者都能获得最佳效果的治疗方案。

04 口服化疗药和注射化疗药效果有区别吗？

口服和静脉注射都是化疗的常用手段，药理作用上没有特别的差异性。二者之间的差异主要体现在药物的剂型上，有些化疗药物口服和注射都可以。另外，二者开始起效的时间有所不同。口服化疗药后，药物起效的时间可能需要较久一些，通常要 3 周或者是 6 周起效；而通过静脉给予化疗药，一般持续给药 24 小时，连续 2 天后，就可发挥效果，起效时间较短。此外，需要注意的是，使用何种给药方式与患者个体情况有关，注射给药不良反应大，有些患者身体状态比较差，经受不了不良反应，可以考虑口服给药。临床上有一些部位的肿瘤接受化疗时只有口服给药的方式，例如胃肠道等。因此，选择口服还是注射化疗药需要依据患者的个体差异给予不同的给药方式，与化疗药剂型、效果等并无直接联系。

05 化疗期间的饮食要注意些什么?

化疗期间,患者的免疫力下降,身体素质比较差,因此更加应注意自身的饮食问题。但是实际上,人们对饮食问题还是存在着许多误区,受老一辈思想的影响,产生了很多错误的认识。如有患者认为要忌口,治疗过程中不能吃羊肉、牛肉等发物;有患者认为应该通过大补特补来恢复自己在化疗过程中受到的损伤。这些观念的出现和传统的思维方式有关。其实能对疾病产生特定影响的食物并不是很多,如食用海产品对甲状腺类疾病、糖类或淀粉类食物对糖尿病、饮酒和海鲜对痛风都会产生影响。但是普通的的鱼、肉类食物对肿瘤并没有影响,饮食上只要做到以下几点即可。

· 清淡饮食

患者接受化疗后可能会损伤胃肠道细胞,影响胃肠道分泌功能,使得消化功能变弱,因此患者应尽量减少油腻食物的摄入。

· 食用易消化吸收的食物

患者应减少食用粗纤维类难消化的食物,可以选择蔬菜汁和水果汁等利于消化、吸收的食物来代替,同时又可以保证患者能够均衡的摄入营养物质及微量元素。

· 补充蛋白质

化疗后,患者体内细胞受损,需要通过补充足够的优质蛋白质来修复损伤,鼓励患者多食用一些蛋白质丰富的食物,如鱼类、鸡蛋、牛奶等。

06 漏服了口服化疗药该怎么办?

患者漏服化疗药切莫着急,为了保证用药安全,若身边有用药说明书,可查找用法用量栏,上面有漏服说明的需按照说明用药,若没有说明的可联系医生或药师进行咨询。要注意的是,需将忘记吃药的时间和次数记录下来,及时与医生沟通。若患者用药时,未能按照说明书的剂量使用,可能会使发生药物不良反应的风险增大,故用药时患者切勿随意更改用药次数和药物剂量,需要根据专业医生的指导用药。需要注意的是,若患者经常出现漏服情况,特别是对于长期性慢性病的治疗而言,可能会大大影响疗效。建议患者可以使用一些有效的方法减少药物漏服,如让家人提醒用药或设定好用药闹钟等。

07 同一个化疗药为什么不同患者用量不一样? 漏用药物会不会疗效不好?

每次化疗的用药量需要根据患者身体情况、药物耐受情况以及药物引起的不良反应来调整,大部分化疗药都需要根据患者的体表面积来计算剂量,所以每个患者的用药量是不同的。漏用药物肯定会不同程度的影响临床疗效,一旦发生需要及时和医生沟通。

08 化疗药的药量与什么因素有关?

大部分化疗药物的治疗窗比较狭窄,需要谨慎确定剂量。化疗药物的剂量并不是医生随意制定出来的，亦不是想用多少就用多少，而是通过大量科学研究和临床实践得出的使患者获益最大的剂量。大部分化疗药物剂量的确定需要明确一个参数，就是体表面积，按照公式，根据患者身高、体重、性别进行计算，可简单地理解为体脂对药物分布的影响，一般来说体表面积大者需要的药物剂量较大。化疗药物还需根据患者自身的身体状况以及用药不良反应按规定减量，甚至还要根据患者年龄、过往病史等进行用药剂量调整，以保证患者的用药安全。

09 为什么大多数化疗方案需要联合几种化疗药同时进行?

化疗药物按照机制可以分成很多种，临床上给予患者治疗时，有多种药物联合使用的治疗方案，也有单独用药的方案。肿瘤细胞的生长需要经过分裂、增殖，在细胞分裂增殖过程中有几个不同的时期。一些药物能够对肿瘤细胞分裂各期都起作用，而一些药物只对特定的细胞分裂时期有效。很显然，如果联合使用针对不同时期的化疗药物，有可能获得比单个药物更高的疗效，同时可以使各个药物的不良反应分散开来，避免在某个方面的不良反应过强，减少给患者带来的用药损伤，这就是为什么常常联合几种化疗药物进行化疗的原因。

总之，通过联合用药可以起到对肿瘤细胞多方面的抑制作用，并且降低化疗的不良反应，在临床上已取得良好的效果。但需要注意的是，联合化疗方案中的药物种类并不是越多越好，需根据患者的个体情况设计合理的治疗方案，使化疗效果最大化、不良反应最小化。

⑩ 化疗时间延后几天可以吗?

部分肿瘤患者在化疗过程中会出现用药延迟的情况,面对这样的问题,患者首先需要知道的是,化疗药物治疗可以抑制一部分肿瘤细胞,但与此同时残余肿瘤细胞也在不断地生长繁殖。因此,每一次的化疗都是在与肿瘤细胞进行赛跑,如果突然停止或者延迟化疗的话,可能会影响化疗的效果,不利于患者的抗肿瘤治疗。因此,何时进行化疗主要是根据化疗药物对肿瘤细胞的影响来决定的,具体的治疗方案及时间节点应在与医生沟通后决定,以免耽误最佳治疗的时机。

⑪ 化疗期间可以正常工作吗?

化疗期间,建议患者尽量不要上班。经过化疗后,患者的身体可能会出现不同程度的不良反应,可表现出血液系统、消化系统等体内多系统及肝肾器官的损害,此时患者的身体情况不是很好,应首先保证充足的休息、合理的饮食,再配合药物治疗,争取早日康复。

此外,肿瘤患者的身体功能本就有所下降,治疗期间继续工作不仅使患者的工作效率降低,还会让自身虚弱的身体暴露于大环境中,感染的风险增大,影响病情的恢复,甚至加重。

如果是在万不得已的情况下,要尽量避免长时间暴露在人多的环境中,尽量戴口罩,不要使用公共器皿。另外,在患者身体情况允许的条件下,可以适当地进行锻炼和娱乐活动,放松心情,如读书、看报、听音乐、散步等。

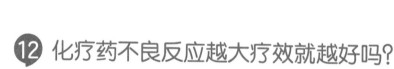

12 化疗药不良反应越大疗效就越好吗?

这种说法是片面的。如果化疗前采取预防不良反应的措施,则患者在化疗过程中的不良反应就会减少,且治疗的顺应性提高,所以化疗药物的不良反应大小与疗效没有直接关系。评估化疗效果的好坏,并非看不良反应大小,而是根据肿瘤对药物的反应由专业医生进行评估。

化疗药常见的不良反应如表 2 所示。

表 2　化疗药常见的不良反应

化疗药常见的不良反应	具体表现	处理方法
骨髓抑制	白细胞、中性粒细胞、血小板等下降	饮食上要多摄入补血的食物,必要时注射重组人粒细胞刺激因子、重组人白细胞介素 – Ⅱ、重组人血小板生成素等
消化道反应	恶心、呕吐、腹泻	患者需清淡饮食,常见的止吐药物有帕洛诺司琼、甲氧氯普胺、阿瑞匹坦等,常见的止泻药物有蒙脱石散、洛哌丁胺以及调节肠道菌群的药物等
皮肤、黏膜损害	脱发、皮疹	一般化疗后 2~3 个月会重新长出头发,患者不必过于担心。皮疹严重时可服用抗过敏药,如氯雷他定等
肾功能损伤	如顺铂引起肾小管损伤	患者使用顺铂时要多喝水,临床常采用一定量的液体水化和利尿预防
肝功能损伤	肝功能异常	可服用一些保护肝脏的药物进行预防
心脏毒性	心律失常	一般对症治疗,可服用抗心律失常的药物,如美西律、普萘洛尔等
其他	周围神经炎等	甲钴胺可以修复受损的神经

⓭ 化疗药治疗后没有呕吐是不是化疗药没效?

胃肠道反应是肿瘤患者使用化疗药治疗时出现的最常见的不良反应之一,主要是由于化疗药刺激胃肠道造成的。但是,并不是所有的化疗药使用后都会呕吐,不同的化疗药导致呕吐的程度也不一样,而且患者间存在个体差异,化疗的反应也有所不同。有些患者化疗期间并不会出现明显的恶心、呕吐等症状,但是化疗疗效仍然明显。因此,不能以化疗后是否呕吐来判断化疗有没有疗效。此外,对于不同类型和组织分型的肿瘤,化疗药的疗效有所不同,需要通过临床症状和医学检查进行评估。

⓮ 使用化疗药后掉了的头发还能重新长出来吗? 哪些化疗药会导致掉头发?

化疗引起的脱发是能重新长出来的。有的化疗药会损害头皮毛囊上皮细胞,从而导致掉发,当患者停止化疗后,随着毛囊上皮细胞逐渐修复,就会重新长出头发。需注意,并不是所有化疗药物都会导致脱发,不同的化疗药导致头发脱落的程度也不尽相同。有些化疗药物不会导致脱发,如氟尿嘧啶、卡培他滨等;有些药物会引起少量脱发,如环磷酰胺;有些药物导致的掉发较严重,如阿霉素、依托泊苷、紫杉醇等。因此,在使用这几种化疗药物治疗时,患者应知晓该不良反应,不要过于紧张。不同患者有个体差异,所以长出头发的时间也有所不同,大多在化疗结束后2~3个月就可以慢慢长出头发,不用过于担心。

⑮ 有哪些药物可以预防化疗引起的呕吐?

根据化疗药引起呕吐的程度不同,可分为轻、中、重度 3 个级别。临床医生一般会根据化疗药的致吐程度给予患者预防性止吐的药物,如多巴胺受体拮抗剂甲氧氯普胺多用于治疗轻度的呕吐,重度呕吐一般需要联合使用止吐药物,包括 5-HT$_3$ 受体拮抗剂帕洛诺司琼、托烷司琼、昂丹司琼,NK-1 受体拮抗剂福沙匹坦、阿瑞匹坦,以及激素类药物地塞米松等。常见的止吐药物及其作用详见表 3。

表 3　止吐药物的分类及作用

止吐药种类	代表药物	作用
5-HT$_3$ 受体拮抗剂	帕洛诺司琼、托烷司琼、昂丹司琼等	属于新型有效的止吐药
多巴胺受体拮抗剂	甲氧氯普胺等	主要是发挥中枢性止吐作用
激素类	地塞米松、泼尼松等	预防急性呕吐
NK-1 受体拮抗剂	福沙匹坦、阿瑞匹坦等	预防化疗后引起的呕吐
精神类药物	奥氮平、氟哌啶醇等	用于前几种药物止吐效果不佳时,不建议单独使用

此外,建议患者清淡饮食,避免刺激性、辛辣、油炸食品的摄入。

⑯ 使用化疗药后出现过敏反应,该如何处理?

如果患者使用化疗药后出现的过敏反应不严重,可以耐受,可先服用抗过敏药物对症治疗,如氯雷他啶、氯苯那敏等;如对药物严重过敏,需要立即就医,以免发生过敏性休克。在下一次化疗时建议使用其他药物替代，如需继续原方案治疗，可采取预防性抗过敏治疗以及脱敏疗法，但仍须慎重对待。

⑰ 使用化疗药后出现手脚麻木怎么办？

有些化疗药（例如紫杉醇、奥沙利铂等）可导致患者出现手脚麻木的症状，主要是因其影响了周围神经系统的功能。

用药前后，患者需要注意以下事项。

（1）在化疗期间保护四肢末端，建议戴手套、穿保暖的鞋子，避免接触过冷、过热、尖锐的物体，并可以用一些护肤的润肤露。

（2）使用化疗药后出现的手脚麻木症状大多会在化疗结束后数月或数年逐渐减轻。医生会根据药物特点、患者自身情况等多种因素综合考虑，配合中药泡手、泡足，尽可能减少神经毒性的发生。

（3）症状严重的情况下可以用一些营养神经的药物来处理，如甲钴胺等。化疗药是否要减量须根据医生的建议，不可自行随意调整。

⑱ 为什么化疗后容易出现感染？

肿瘤患者化疗后较容易出现感染，是因为很多化疗药会抑制白细胞、中性粒细胞等人体防御细胞，即是医学上常说的骨髓抑制。人体防御细胞减少导致免疫功能低下，容易引发感染，因此建议患者在化疗后尽量减少去人员密集的地方，注意休息，并定期检测血常规。

19 化疗期间出现皮疹需要告诉医生吗?

化疗可能会导致皮疹,发生率虽不如恶心、呕吐等消化道反应高,但也需要重视。轻度皮疹无需特殊处理,重度皮疹需要及时告知医生,由医生根据情况进行相应的治疗。化疗期间常见皮疹的类别、临床表现及相关化疗药如表4所示。

表4　化疗期间常见皮疹的类别、临床表现及相关化疗药

皮疹类别	临床表现	容易引起皮疹的化疗药
痤疮样药疹	面部及胸背部多发	吉西他滨
麻疹样药疹	密集红色、米粒大的斑疹	来那度胺、阿糖胞苷
剥落性皮炎	全身皮肤潮红、肿胀,易感染	阿霉素、氟尿嘧啶、吉西他滨、他莫昔芬
多形红斑型药疹	多形性红斑	氮芥、甲氨蝶呤、博来霉素、依托泊苷

此外,建议患者经常在身体皮肤干燥部位涂抹润肤霜,减少日光暴晒,外出活动应涂抹防晒霜,穿宽松舒适的衣物,最好选择棉质衣物。避免辛辣刺激性食品,切勿抓破皮疹,否则容易引发全身性感染。

20 什么是肿瘤靶向药?

就像战士打靶一样,靶向药能够专门识别肿瘤细胞上的特定靶点,针对性地进行精准打击,阻断肿瘤生长、增殖,或引起凋亡。相比之下,化疗药物不仅不能准确识别肿瘤细胞,且会引起较大不良反应,在杀灭肿瘤细胞的同时,会对正常细胞造成伤害,杀敌一千,自损八百。因此,靶向药的不良反应相对较轻。

㉑ 使用靶向药都需要做基因检测吗?

有的靶向药需要做基因检测,有的不需要做基因检测。治疗肺腺癌的大部分口服靶向药如吉非替尼、奥希替尼等都需要做基因检测,只有基因检测有突变的才适合用靶向药,不建议在未做相关检查的情况下盲目用药。曲妥珠单抗、帕妥珠单抗、伊尼妥单抗、拉帕替尼、吡咯替尼、奈拉替尼等适用于人表皮生长因子受体2(HER-2)阳性的乳腺癌患者。可用于多种实体肿瘤的抗血管生成药贝伐珠单抗不需要做基因检测。治疗消化道肿瘤的瑞戈非尼、索拉非尼、仑伐替尼等也不需要做基因检测。常见的需要做基因检测的肿瘤靶向药如表5所示。

表5　常见的需要做基因检测的肿瘤靶向药

药物名称	靶标基因	治疗领域
吉非替尼、厄洛替尼、埃克替尼、阿法替尼、达克替尼、奥西替尼、阿美替尼	EGFR	非小细胞肺腺癌
克唑替尼、劳拉替尼	ALK、ROS1	非小细胞肺腺癌
塞瑞替尼、阿来替尼	ALK	非小细胞肺腺癌
维莫非尼、达拉非尼	BRAF	黑色素瘤
曲妥珠单抗、曲妥珠单抗 - 美坦新偶联物、帕妥珠单抗、伊尼妥单抗、拉帕替尼、吡咯替尼、奈拉替尼	HER-2	乳腺癌
西妥昔单抗	RAS	结直肠癌
伊马替尼、达沙替尼、尼洛替尼、吉瑞替尼	BCR-ABL1	间质瘤、黑色素瘤、白血病
帕博西尼	CDK4/6	乳腺癌
奥拉帕利、氟唑帕利、帕米帕利	BRCA-1/2	卵巢癌

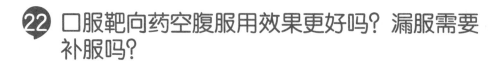

22 口服靶向药空腹服用效果更好吗？漏服需要补服吗？

治疗肺腺癌的靶向药吉非替尼、厄洛替尼、阿法替尼、塞瑞替尼、奥西替尼等服药频率为每日1次，如果漏服，则应补服，如果距离下次服药时间不足12小时，则不应再服药；克唑替尼和阿来替尼的服药频率为每日2次，如果漏服1次，则应补服，如果距离下次服药时间不足6小时，则不应再服药。治疗乳腺癌的靶向药帕博西尼和拉帕替尼的服药频率为每日1次，帕博西尼如果漏服1次，不得补服，照常进行下一次给药；帕拉替尼如果漏服，第二天不需要剂量加倍。治疗消化道肿瘤的瑞戈非尼、伊马替尼、舒尼替尼的服药频率为每日1次，舒尼替尼和瑞戈非尼如果漏服，第二天不需要剂量加倍。此外，厄洛替尼、塞瑞替尼、拉帕替尼与食物一起给药会增加全身暴露，提高不良反应的发生率，阿法替尼则会受食物影响降低吸收率，故均需空腹服用。常用抗肿瘤口服靶向药服用及漏服处理方法如表6所示。

表6 常用抗肿瘤口服靶向药服用及漏服处理方法

适应证	药品	服用方法	漏服处理方法
肺癌	吉非替尼	每次250mg，每日1次，空腹或与食物同服均可	漏服1次，应补服。如果距离下次服药时间不足12小时，则不补服
	厄洛替尼	每次150mg，每日1次，至少在饭前1小时或饭后2小时服用	
	赛瑞替尼	每次450mg，每日1次，每日相同时间服用，与食物同服	
	阿法替尼	每次40mg，每日1次，不应与食物同服。进食后至少3小时或进食前1小时服用	
	奥西替尼	每次80mg，每日1次，每日相同时间服药，空腹或与食物同服均可	

续表

适应证	药品	服用方法	漏服处理方法
肺癌	克唑替尼	每次 250mg，每日 2 次，空腹或与食物同服均可	漏服 1 次，应补服。如果距离下次服药时间不足 6 小时，则不补服
	阿来替尼	每次 600mg，每日 2 次，随餐服用	
乳腺癌	帕博西尼	每次 125mg，每日 1 次，与食物同服	如漏服 1 次，当天不得补服。照常下次给药
	拉帕替尼	每次 1250mg，每日 1 次，饭前 1 小时或饭后 2 小时服用	如漏服 1 次，第二天不需要剂量加倍
消化道肿瘤	瑞格非尼	每次 160mg，每日 1 次，服药 3 周停 1 周。每日同一时间，在低脂早餐（脂肪含量 ≤ 30%）后随水整片吞服	如漏服 1 次，第二天不能剂量加倍
	舒尼替尼	每次 50mg，每日 1 次，服药 4 周，停药 2 周。空腹或与食物同服均可	如漏服 1 次，第二天不能剂量加倍
	伊马替尼	遵医嘱，每日 1 到 2 次。进餐时服用。服时饮一大杯水，以降低胃肠道紊乱风险	如每日 1 次服药，漏服 1 次，第二天不能剂量加倍
	仑伐替尼	遵医嘱，每日 1 次，空腹或与食物同服均可	漏服 1 次，应补服，且第二天不剂量加倍。如果距离下次服药时间不足 12 小时，则不补服

㉓ 服用靶向药的同时能吃西柚吗？

西柚所富含的呋喃香豆素会抑制人体肝脏内代谢药物酶的活性，进而导致入血靶向药物的药量升高，不良反应风险加大。

不能与西柚同服的靶向药包括表皮生长因子酪氨酸酶抑制剂吉非替尼、厄洛替尼、阿法替尼、塞瑞替尼、奥西替尼等，ALK 抑制剂克唑替尼、阿来替尼、塞瑞替尼，多靶点酪氨酸酶抑制剂索拉菲尼、舒尼替尼，抗血管抑制剂安罗替尼等。

为了避免相互作用，建议患者在服药前 72 小时和服药后 6 小时都不应或谨慎食用西柚。

24 服用靶向药物出现不良反应需要立即停药吗?
服用过量该怎么办?

靶向药不良反应一般程度较轻,主要包括皮肤瘙痒、水肿以及皮疹等,部分肿瘤患者用药后会出现呕吐、腹泻,医生会根据患者呕吐、腹泻的次数和严重程度选择合适的缓解和治疗方法。如出现严重的不良反应,如间质性肺炎、心脏不适等,应第一时间告知医生,并进行综合评估,决定停药还是调整治疗方案。

靶向药服用过量会导致过高的血药浓度,使得消化系统、代谢系统产生负担甚至出现损伤,因此患者不可自行增加用量,如怀疑服用过量,则应停药并密切观察,如发生不适,须立即至医院就诊并进行相应的支持治疗。

25 靶向药有哪些常见不良反应?该如何处理?

靶向药常见的不良反应有瘙痒、皮疹、腹泻等,具体如下。

(1)针对基因突变的靶向药:现在靶向治疗较多的是胸部肿瘤,比如针对基因突变的酪氨酸激酶抑制剂,不良反应差异较小,常见的有皮疹、瘙痒、黏膜炎症、口腔溃疡、腹泻等。

(2)生物类似药:①抗 HER-2 过表达药曲妥珠单抗主要的不良反应是心脏毒性、腹泻,如果配合其他化疗药,可能还会出现白细胞和中性粒细胞降低、乏力等。②抗血管生成抑制剂贝伐珠单抗可能会引起高血压、蛋白尿、肝肾功能异常等不良反应。不同靶向药的侧重点不同,需具体分析。

靶向药的不良反应一般是轻到中度，患者能够耐受，通常不需要特别处理，只有在严重不良反应时，才需停药观察，一般停药 7~14 天，再次服用时，由医生综合评价不良反应以判断是否继续用药。靶向药常见不良反应详见表 7。

表 7 靶向药常见不良反应

部位	临床表现	相应典型靶向药	处理措施
皮肤	皮疹、皮肤瘙痒	西妥昔单抗、尼莫珠单抗	轻度皮疹无需担心，涂抹药物，保持身体皮肤清洁和湿润。出现剧烈疼痛或皮肤功能严重受损时，应停药，并告知医生，进一步治疗
胃肠道	恶心、呕吐	克唑替尼	多为 1~2 级，建议餐后服药，可以减少发生
	腹泻	吉非替尼、厄洛替尼	避免饭后 1 小时内饮水，进少渣、低纤维、清淡饮食，避免辛辣、易产气食物。注意饮食卫生，避免胃肠道感染。大便后及时清洗肛周皮肤，做好皮肤护理。多饮水
口腔	黏膜炎	索拉菲尼、吉非替尼、厄洛替尼	保持口腔卫生，使用口腔清洁剂进行口腔消毒。严重时就医
心血管	心悸、气促、心律失常等	曲妥珠单抗	输注前监测心功能
	高血压	贝伐珠单抗	监测血压，必要时服用降压药
其他	水肿（眼睑）	伊马替尼	轻微水肿不处理，严重水肿考虑用利尿剂，或减停药

26 服用靶向抗肿瘤药物表皮生长因子受体抑制剂后都会出现皮疹吗？

常见的小分子靶向药物表皮生长因子受体（EGFR）酪氨酸激酶抑制

剂包括吉非替尼、厄洛替尼、埃克替尼、阿法替尼、奥西替尼等。皮疹是 EGFR 靶向药物常见的皮肤不良反应，多在用药后 1~2 周出现，出疹后 1~2 周达高峰，后逐渐消退，但常常又有新的皮疹出现。临床表现为散在的或融合的痤疮样丘疹、脓疱疹等，常见于头面部、躯干、颈部等皮脂腺丰富的部位。由于阳光暴晒、服药期间同时放疗、皮肤保湿不足都可能会加重皮疹。所以在日常生活中，需要注意防晒，最好涂抹防晒系数 SPF ≥ 30 的广谱防晒霜；清洁的同时，每天适当涂抹不含酒精的保湿乳霜以保持身体干燥部位皮肤的湿润；避免用手去抓绕和挤压皮疹部位；尽量选择宽松、柔软、透气的衣服；多吃新鲜蔬菜、水果。如果通过上述日常护理，皮疹症状仍然无法耐受，则需要及时就医，按医嘱治疗，常用糖皮质激素或克林霉素外涂、口服米诺环素等。

27 服用靶向药后出现腹泻怎么办？

腹泻是靶向药物常见的不良反应之一，临床主要表现为大便次数明显增多和大便性状的改变（如稀便、水样便、黏脓便或脓血便等）。严重腹泻时，还可能出现口渴、皮肤黏膜弹性变差等脱水症状，少数还可能伴有高热或体温不升、外周白细胞计数明显增高等。靶向药物相关性腹泻分级标准详见表 8。

表 8　靶向药物相关性腹泻分级标准

分级	描述
1	与患者日常排便次数相比，大便次数增加每天＜4 次；与患者日常排便次数相比，造瘘口排出物轻度增加
2	与患者日常排便次数相比，大便次数增加每天 4~6 次；与患者日常排便次数相比，造瘘口排出物中度增加；日常生活中工具使用受限
3	与患者日常排便次数相比，大便次数增加每天 ≥ 7 次；需住院治疗；与患者日常排便次数相比，造瘘口排出物重度增加；日常生活中自理能力受限

续表

分级	描述
4	危及生命；需要紧急治疗
5	死亡

大部分情况下，靶向药物引起的腹泻可以通过调整饮食和应用止泻药物控制。如服用靶向药物后出现腹泻，应及时就医，以免因腹泻症状加重导致停药进而影响肿瘤治疗。患者和家属需配合医生排除导致腹泻的其他原因，如消化不良、细菌或病毒感染等，以免延误诊治。患者既往胃肠道无腹泻，靶向药物治疗后出现腹泻，或者靶向药物治疗前已有腹泻而治疗后腹泻症状显著加重的，应考虑靶向药物相关性腹泻的可能性。腹泻出现的时间及持续时间、排便次数和性状、靶向药物的服用记录、近期的饮食情况等均有助于医生对病情的判断，患者及家属应及时向医生说明。

腹泻患者应以优质蛋白、低脂、低纤维的饮食为主，少吃多餐，注意补充足量的水分和电解质，预防脱水和电解质紊乱，避免食用咖啡、酒精、奶制品、橘子汁、葡萄汁，以及油腻、辛辣、高纤维素、过冷或过热的食物。此外，还需注意肛门周围皮肤的清洁，可用温水清洗，软布或纸轻轻擦干，避免皮肤损伤、感染。靶向药物相关性腹泻的处理原则详见表9。

表9 靶向药物相关性腹泻处理原则

分级	处理措施
1级或2级（<48小时）	继续当前靶向药治疗剂量，服用洛哌丁胺，建议每天饮用1L等渗溶液，如果腹泻好转，继续服用治疗剂量
2级（>48小时）或3级及以上	就医。服用洛哌丁胺。如果腹泻持续，中断靶向药。粪检，建议每天饮用1~1.5L等渗溶液，必要时静脉注射
腹泻改善至≤1级	重新开始靶向药治疗

注：上述鉴于《EGFR-TKI不良反应管理专家共识》(2019)、《乳腺癌靶向人表皮生长因子受体2酪氨酸激酶抑制剂不良反应管理共识》(2020)。

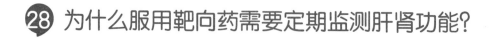

28 为什么服用靶向药需要定期监测肝肾功能?

　　肝脏是人体最重要的器官之一,承担着代谢、解毒、分泌排泄胆汁、调节凝血等诸多重要功能。在肿瘤治疗中,许多治疗方法如手术、化疗、靶向治疗等,都需要正常或接近正常的肝功能作为支持。肿瘤患者所使用的包括靶向药物在内的大部分药物,都要经过肝脏代谢。如果肝功能损伤严重,很多药物或者相关的代谢产物不能及时代谢,蓄积在人体内,会影响人体健康和治疗效果。同时,肝损伤也是靶向药物治疗最常见的不良反应之一。肝损伤的临床表现可能不明显,需要定期检测肝功能,主要关注谷丙转氨酶、谷草转氨酶、胆红素、碱性磷酸酶、谷氨酰转肽酶等指标,一旦出现异常情况,及时处理,以免因严重肝功能损伤影响肿瘤治疗。

　　同理,多数靶向药物及其代谢产物需经肾脏排出体外,肾脏也容易受到伤害。临床上可表现为无症状性血清肌酐和(或)尿素氮升高、高血压、蛋白尿等,严重者可出现无尿和急性肾衰竭。老年患者、长时间大剂量用药、合并其他肾毒性药物时,肾损害发生率更高。因此,长期服用靶向药的患者也需定期检查肾功能,出现肾病综合征或肾功能不全时,需及时调整剂量。

29 化疗药和靶向药有什么区别?

　　化疗药通过破坏细胞 DNA 结构、功能,抑制细胞生长、复制、分裂等过程,使细胞失去生长能力,属于全身治疗手段,可以用于大范围的肿瘤病灶治疗,预防转移。化疗药对人体骨髓细胞、毛囊细胞、胃上皮细胞等正常细胞有较大损害，患者可能发生骨髓抑制、脱发、消化系统损伤等不良反应。化疗没有特定的人群选择，主要考虑患者的耐受性。与正常细胞相比，肿瘤细胞具有独特的基因表达位点，靶向药能够识别肿瘤细胞的特征性位点，并与之结合，杀死肿瘤细胞或者阻断增殖，目标性较强。靶向药有特定的靶点，适应于特定的驱动基因人群，除去抗血管生成抑制剂，一般需要进行基因测序，寻找可获益的人群。与化疗相比，靶向治疗对身体的伤害明显降低，但仍可能使患者出现皮疹、消化系统损伤等不良反应。

30 化疗药和靶向药可以同时使用吗？

靶向药物和化疗药物是否可以联合使用应根据靶向药、化疗药、肿瘤、治疗方案的不同来选择。在治疗初期，大部分肿瘤遵循指南推荐，例如非小细胞肺癌、胃癌、乳腺癌、结直肠癌，等等，都有各自指南推荐的标准治疗方案。有些分子靶向药物用于一线的标准治疗方案，有些则用于二、三线的治疗方案。例如小分子酪氨酸激酶抑制剂厄洛替尼是表皮生长因子受体突变的晚期非小细胞肺腺癌的一线治疗用药。临床治疗中，医生一般会遵循指南和循证医学证据，给患者提供治疗方案。例如：①胃癌或结直肠癌：通常这类肿瘤单独使用抗 HER-2 靶向药物的疗效不高，而与化疗药物联合使用不仅可提高患者的治疗效果，还可能会推迟肿瘤的复发时间和进展时间。因此，建议联合使用靶向药物和化疗药物进行治疗。②肺腺癌：常用的靶向治疗药物是表皮生长因子受体酪氨酸激酶抑制剂，其对肿瘤 EGFR 信号通路具有特异性，单独使用就可以取得非常好的治疗效果，临床上通常建议患者进行单独的靶向药物治疗即可，不需要联合化疗药物使用。若联合化疗药物反而可能会使患者毒性反应增加，且疗效并未得到明显提高。

㉛ 化疗不良反应大，能不能直接用靶向药物治疗？

化疗和靶向治疗是 2 种不同的治疗手段，有联用也有单药治疗，适用于不同的人群，不可以相互替代。并不是说化疗不良反应大，就要用靶向药，靶向药物治疗的效果不一定比化疗好。术后早期患者会采取辅助化疗，化疗更是晚期患者常用的治疗方式。在有些人群里，化疗的效果优于靶向治疗。靶向治疗适用于特定人群，如基因突变的恶性肿瘤患者、部分癌症晚期患者等。如果患者适合靶向治疗，则优先靶向治疗；如果患者不适合靶向治疗，或者在靶向治疗中出现耐药性，可以考虑化疗。

㉜ 肿瘤患者都能用免疫调节剂吗？

免疫调节剂分为免疫增强剂和免疫抑制剂，在肿瘤治疗中，患者常用的是免疫增强剂，包括卡介苗、左旋咪唑、香菇多糖和胸腺肽等。肿瘤患者不管是手术还是放化疗，都会对身体造成一定的损伤，免疫力也会受到较大的影响，而免疫力下降会使残留的肿瘤细胞死灰复燃，这种情况下就需要通过免疫增强剂来提高患者的免疫力。然而，由于肿瘤患者自身免疫情况存在差异，免疫增强剂的使用需要经过审慎的评估，并不是所有肿瘤患者都可以使用免疫调节剂。

㉝ 免疫增强药物可以和靶向药同时使用吗?

免疫增强药和靶向药可以考虑同时使用,这是因为两者的抗肿瘤机制不同。原则上说,两者联合使用,可以增强抗肿瘤的作用。此外,免疫增强药抗肿瘤主要是通过肿瘤免疫循环发挥作用,而有研究证明靶向治疗能够增强肿瘤免疫循环中的某一个环节的作用,所以靶向药与免疫增强药联合使用后,会增强免疫治疗的抗肿瘤活性。但是,若患者身体状况较差,无法耐受两种治疗同时进行,则需要遵医嘱考虑其中一种方式。

㉞ 使用免疫调节药物的同时能服用中药调理身体吗?

中药成分复杂,且不良反应尚不明确,某些成分可能会与免疫治疗的药物发生冲突。免疫调节药物是人为地增强或抑制机体免疫功能的治疗方法,一般建议在治疗结束后,再考虑服用中药治疗。如果患者在免疫治疗的同时想要合用中药或中成药,建议咨询中医师或者中药师。

㉟ 免疫检查点抑制剂程序性死亡受体1(PD-1)和细胞程序性死亡-配体1(PD-L1)是不是靶向药?

免疫抑制剂和靶向药本质上是不一样的,很多患者可能会混淆两者的作用。的确，PD-1/PD-L1 等免疫抑制剂在一些肿瘤的治疗前需要像靶向药一样检测相应的指标，例如 PD-L1 检测等。然而准确来说，PD-1/PD-L1 等免疫抑制剂属于免疫检查点阻断药物，其作用原理是通过阻断肿瘤细胞 PD-L1 与 T 细胞 PD-1 结合，帮助 T 细胞揭开肿瘤细胞的"面纱"，恢复其对肿瘤细胞的识别和杀伤，与靶向药的作用还是有所不同的。

36 使用 PD-1/PD-L1 抑制剂治疗期间需要注意什么？

接受 PD-1/PD-L1 抑制剂治疗前，患者一般需要进行疗效预测标志物的检测，主要包括 PD-L1 表达情况检测、肿瘤基因突变负荷检测（TMB）等。其中 PD-L1 检测是预测 PD-1/PD-L1 抑制剂药物疗效的一个重要指标。癌细胞表面可能存在大量的 PD-L1，阻碍 T 淋巴细胞将其识别并杀灭。换言之，倘若癌细胞表面的 PD-L1 表达很高，那么使用 PD-1/PD-L1 抑制剂药物时就能很好地阻断这个"欺骗"的过程。而 TMB 检测，通俗地解释就是用于判断患者肿瘤组织内基因突变总量的检测。肿瘤组织中突变的基因越多，就越有可能产生异常蛋白质，也就越有可能被免疫系统识破，从而激活人体的抗癌免疫反应，肿瘤免疫治疗的疗效也就越好。

此外，患者也需要关注 PD-1/PD-L1 抑制剂治疗期间出现的不良反应，主要分为常见和罕见两大类。

常见皮肤毒性、胃肠道毒性、肝脏毒性、肺部毒性、内分泌毒性等。

罕见心血管毒性、血液毒性、肾脏毒性、神经毒性、眼毒性、骨骼肌肉毒性等。

大多数患者出现的不良反应相对较轻微，可能有皮肤瘙痒、皮疹发热、乏力、头晕、嗜睡、腹泻、转氨酶升高等。出现这些反应须及时告知主管医生，并及时调整用药剂量，必要时停药观察。

此外，在肿瘤免疫治疗的过程中也会遇到短时间内疗效不明显的情况。有的患者在接受免疫治疗时，虽然后期显示治疗效果良好，但前期没有任何疗效，甚至出现肿瘤增大的情况，称为假性进展。免疫治疗出现假性进展的机制现阶段并不明确，药物起效的过程，与患者的病情、身体状况等都有关联。但假性进展的背后是肿瘤可能得到了一定的抑制，无论是药物还是人体自身，都需要一个时间过程。

所以对于患者来说，接受治疗时不要过于心急，保持自身良好心态，并积极配合医生的治疗是非常重要的。

第三章
化疗用药

01 为什么使用顺铂时需要多喝水呢?

患者接受顺铂治疗时,可能会出现顺铂引起的肾小管损伤,如果药物沉积在肾脏内,很容易引发患者肾功能不全,临床上患者会表现出肌酐清除率降低、尿素氮肌酐升高、蛋白尿、少尿或者无尿等现象。在用药期间,提醒患者多喝水,可以促进患者排尿,减轻药物引起的肾脏毒性,同时患者需要定时复查肾功能,如有异常,及时进行对症治疗。

02 接受顺铂化疗后时有耳鸣,化疗结束之后可以恢复吗?

使用顺铂治疗可引起一定的耳毒性,这种不良反应是积累性的,可引发患者出现耳鸣、听力不良、高频听力减退或丧失等症状。顺铂引起的耳毒性一般是可逆的,但严重时是不可逆的,听力损伤最常发生在 4000~8000Hz 之间。如果接受顺铂化疗后,患者出现了耳鸣或听力不良等临床症状,应注意进行听力测试,遵医嘱服用营养神经的药物,耳鸣症状多可在 1 年左右消失。

03 为什么患者多次使用卡铂后反而会过敏?

在接受卡铂治疗时,一些患者可能会出现过敏,然而之前使用卡铂都未曾发生过敏的情况。卡铂过敏反应多开始于第 6 次疗程,患者可能会出现皮肤瘙痒、潮红等症状。

引发患者卡铂过敏的有关因素主要是化疗次数、累积剂量和间隔时长。

化疗次数

当患者化疗次数小于或者等于 6 次时，发生过敏概率约 1%。

当患者化疗次数大于 7 次时，发生过敏概率约 27%。

当患者化疗次数大于 15 次时，发生过敏概率高达 46%。

患者过敏概率在第 8 个周期治疗后逐渐升高，高峰一般发生在患者肿瘤复发后再次应用卡铂治疗的第 2 个或者第 3 个周期。

累积剂量

当累积剂量超过 3500mg 时，患者出现过敏反应的概率为 74.3%；当剂量继续累积超过 8000mg 时，患者则可能会出现严重的过敏反应，甚至可能会危及生命。因此，临床上将累积剂量 3500~8000mg 作为卡铂的高危致敏因素。

间隔时长

若两次应用卡铂化疗的间隔时长大于 12 个月，患者也容易发生过敏反应。

04 使用紫杉醇之前为什么要注射激素呢？

预防过敏

患者接受紫杉醇治疗时，特别容易引发过敏反应，因此，需要对患者进行预防用药。糖皮质激素不仅可以有效减少过敏介质的产生，在抗过敏、抗炎、抗休克上效果显著，还可以抑制由过敏反应而引起的病理变化，如过敏性充血、皮疹、渗出、水肿、平滑肌痉挛等。对接受紫杉醇治疗的患者使用类固醇激素药物联合抗组胺药（如苯海拉明等）可以大大降低过敏反应的发生率。

• 减少骨髓抑制

紫杉醇会导致骨髓抑制，在紫杉醇化疗前针对性预处理（使用激素）可降低紫杉醇毒性。通常推荐在接受紫杉醇治疗前 12 小时及 6 小时，给予患者口服地塞米松片（或治疗前 30~60 分钟静滴地塞米松注射液）。

05 紫杉醇化疗引起脱发，之后还能重新长出来吗?

应用紫杉醇治疗会引起患者毛发等细胞损伤，从而导致脱发，但患者不必过于担心，这种情况一般会在化疗停止后逐渐消失，头发会重新长出来。建议患者在接受紫杉醇化疗期间，可以考虑理短发，平时生活中尽量不要过度清洗头发，以及过度梳头或吹头发，如有必要，可以佩带合适的假发，帮助患者度过尴尬的脱发期。

06 使用多西他赛之前为什么要口服糖皮质激素?

多西他赛又称多西紫杉醇，和紫杉醇同属于紫杉烷类化疗药，患者使用时可能会发生过敏反应和体液潴留等情况。因此，患者在接受多西他赛治疗之前，必须口服糖皮质激素（如地塞米松）进行预防，有禁忌的患者除外。

07 使用培美曲塞之前，为什么需要服用糖皮质激素、叶酸以及维生素 B_{12} 呢？

接受培美曲塞治疗可引发患者的骨髓毒性反应以及胃肠道反应，为了降低药物不良反应的发生率，通常在接受培美曲塞治疗之前，建议预先给予患者维生素 B_{12} 和叶酸，这样可以降低部分血液学毒性和非血液学毒性（如嗜中性粒细胞减少及一些嗜中性粒细胞减少性感染）。

此外，应用培美曲塞治疗前预先给予患者皮质类固醇药物（如地塞米松）可以有效减少患者的皮肤反应，或降低皮肤反应的严重程度。

08 接受氟尿嘧啶治疗期间可以饮酒吗？

氟尿嘧啶作为经典的化疗药物，对消化道肿瘤及多种实体肿瘤均有作用，然而其消化道不良反应较明显，若患者在氟尿嘧啶用药期间饮酒，可能会增加胃肠道出血和发生双硫仑样反应的风险，因此，患者用药期间应注意不宜饮酒或饮用含有酒精的饮料。

09 服用卡培他滨药片时吞不下去，可以掰开或者碾碎服用吗？

一般情况下，建议患者在进餐后 30 分钟内用水将卡培他滨片剂整片送服，不得掰开或者碾碎服用。如果人体暴露于被压碎或被切割的卡培他滨片之下，患者可能会出现头痛、恶心、呕吐、腹泻、胃肠道刺激，以及眼部不适、皮疹、感觉错乱等不良反应。

如果患者确实无法整片服用卡培他滨片，而必须破坏药片结构，那么必须由专业人员完成操作，患者不得随意的压碎或切割，以免出现意外的药物风险。

⑩ 可以将替吉奥胶囊打开后服用吗？

首先，替吉奥胶囊由替加氟、吉美嘧啶和奥替拉西钾 3 种主要成分组成，如果将胶囊打开服用，胶囊内的药物可能会刺激到患者的食道和胃黏膜，引发食管灼伤等不良反应，对患者造成伤害。其次，用胶囊包装药物不仅可以减少药物不良反应，同时又能保护药物的药性不被破坏，保证药物疗效能够得到更好的发挥。因此，不建议患者将替吉奥胶囊打开后服用。

⑪ 乳腺癌患者接受表柔比星和环磷酰胺化疗之后，出现了尿液颜色变红的情况，是出血引起的吗？

接受表柔比星和环磷酰胺化疗后，患者出现了红色尿液，可能由以下几种原因导致。

（1）表柔比星为蒽环类抗肿瘤药物，这类药物可能引发一些不良反应，其中肝肾功能异常可表现出排红色尿液。若患者化疗后发现尿液变为红色，可能是由于化疗后出现黏膜损伤，也可能是因为表柔比星的代谢产物随尿液排出，可依据红色尿液出现的时机进行判定。

一般蒽环类抗肿瘤药在 48 小时后会彻底排出体外，如红色尿液出现在 48 小时内，建议临床监测尿常规红细胞等相关指标，可能为药物排出所导致，并非出血，这种红色尿液会在 48 小时后消失。

如果患者 48 小时后仍然存在排出红色尿液的情况，则可能为黏膜损伤所致。提醒患者注意是否出现尿急、尿频、尿痛、排尿难，以及腰部肾区疼痛等情况。如果停药 3 天后，患者尿液颜色仍未恢复正常，建议患者尽快到医院就诊，由专业医生诊断。

（2）环磷酰胺化疗后出现红色尿液，可能为药物引发的泌尿生殖系统不良反应，如肉眼血尿、镜下血尿、出血性膀胱炎、泌尿道上皮出血、膀胱壁水肿、出血性输尿管炎、溃疡性膀胱炎等，建议患者及时就医，由专业医生诊断评估。

⑫ 为什么没有心脏病史，但每次使用多柔比星化疗时都要进行心电监护呢？

患者接受多柔比星治疗后可能会发生一些不良反应，其中最严重的不良反应就是心脏毒性，可能会引起心肌细胞中毒。因此，即便患者接受治疗前没有任何心脏疾病，用药后也可能出现心脏中毒，用药期间需监测心脏功能，如定期监测心电图、超声心动图以及左室射血分数等。如果患者察觉自己有心悸、心慌的情况，应马上告知医护人员，及时进行专业治疗。

⑬ 普通剂型的多柔比星和多柔比星脂质体相比，两者的不良反应有什么区别吗？

多柔比星属于蒽环类化疗药中的一种，临床上可在多种肿瘤治疗上发挥作用，但它同时也会引发一些不良反应，其中最大的不良反应就是

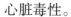
心脏毒性。

多柔比星脂质体是通过脂质体微粒包裹多柔比星得到的，是多柔比星的脂质体剂型。这种脂质体剂型使得化疗药物对肿瘤细胞的"亲和力"得到提升，同时降低了对正常细胞的"亲和力"，表现出结果就是药物疗效增强而不良反应降低，很大程度上降低了多柔比星的心脏毒性。除此之外，在相同剂量下，多柔比星脂质体的血药浓度和有效作用时间明显高于普通剂型的多柔比星。

接受治疗时，建议患者通过专业医生诊断评估，遵医嘱选择合适自身的药物进行治疗。

⑭ 环磷酰胺治疗期间为什么要多喝水？

患者接受环磷酰胺治疗后，可能会出现出血性膀胱炎、肾盂肾炎、输尿管炎、血尿、尿毒症、尿路感染等不良反应。环磷酰胺代谢产物会对患者尿路产生刺激，故患者接受治疗时应多饮水，积极进行水化、增加排尿次数，以减少膀胱毒性的频率和严重程度。同时，给予患者尿路保护剂（如美司钠），预防严重的膀胱毒性的发生。

⑮ 使用环磷酰胺治疗时，出现口腔炎如何处理？

接受环磷酰胺治疗后，一些患者会出现口腔炎的情况，这是由于药物抑制了患者口腔内黏膜的增殖。用药时，患者应遵医嘱积极进行预防，以免继发感染，尤其是接受高剂量环磷酰胺治疗时。生活上，应提醒患者关注自身口腔卫生，避免食用辛、酸、辣等刺激性食物，增加饮水。临床可根据药物指南改善口腔炎，如患者出现口腔黏膜真菌感染，可以询问医生是否需要用药。

⑯ 接受吉西他滨化疗之后，皮肤出现瘙痒、皮疹等不良反应，该如何处理？

患者化疗期间出现瘙痒、皮疹等皮肤症状时，需要由医生评估决定是否需要暂停化疗，并使用抗过敏药物（如盐酸异丙嗪和地塞米松）。若出现严重、突发性瘙痒且伴有皮疹和荨麻疹的过敏反应，需进行抗过敏治疗，可给予患者抗组胺药、钙剂及过敏反应介质阻释剂等药物进行治疗。

对于化疗结束后出现的皮疹、瘙痒，可以使用炉甘石洗剂止痒，并给予抗组胺药物进行抗过敏治疗。同时，为避免患者皮肤干燥引起的皮肤瘙痒，患者平时尽量不要使用碱性沐浴露，减少洗澡次数，同时配合使用润肤露。生活饮食上，患者应多饮水，且尽量避免食用海鲜（如虾、蟹等）。

避免抓挠皮肤引起皮肤继发性细菌或真菌感染，如若感染，可以使用抗真菌药膏进行局部的涂擦处理。

⑰ 使用吉西他滨治疗时，为何需要注意血小板等血细胞情况？

吉西他滨可引起患者骨髓功能抑制，用药后会导致患者出现血小板减少、白细胞减少及贫血等情况，因此，在每一次接受吉西他滨治疗之前以及治疗期间，都必须要监测患者的血小板、白细胞、粒细胞计数。

如确定有药物引发的骨髓抑制，则需调整患者用药方案。骨髓抑制一般持续时间短，经过积极处理都可以恢复，通常不需降低剂量，很少有停止治疗的情况发生。

停用吉西他滨后，也可能出现外周血细胞计数继续下降。对于骨髓功能受损的患者，用药应当谨慎，当吉西他滨与其他抗肿瘤药物进行联合或序贯化疗时，需要注意是否会发生药物骨髓抑制作用的蓄积。

⑱ 使用奥沙利铂治疗后，出现手脚麻木、遇冷水有刺痛感，是否还能继续使用？日常生活中应该注意什么？

患者出现这种情况，主要是由于奥沙利铂的神经毒性作用损伤了患者的周围神经或自主神经，引起神经功能紊乱。

化疗后，由于外周神经毒素的损害，可能会出现麻木刺痛。大部分患者手脚麻木症状多为轻中度，且能在停药后数月或数年内自行缓解；少数患者可能症状较重，麻木范围较广，表现为手足、四肢或全身均有麻木感，建议及时告知专业医生获得治疗方案。

使用奥沙利铂时，应该尽可能降低输液速度，防止药物外渗，这样可以大大减少外周神经毒性反应引起的手脚麻木。如不慎药液外渗，则需及时进行封闭处理（如使用利多卡因加地塞米松局部封闭注射），并给予多磺酸粘多糖乳膏外涂。

患者使用奥沙利铂后出现的麻木刺痛需经专业医生诊断后，决定是否有必要使用止痛药。如需用药，可选择目前国际疼痛学会推荐用于治疗神经病理性疼痛的一线用药——度洛西汀。

日常饮食上，患者可适量增加一些富含维生素 B_{12} 及维生素 B_1 的食物，如粗粮、牛肉、猪肉、动物内脏等，可在一定程度上缓解手脚麻木等症状。

患者平时还应注意保暖防冻，不用冷水洗手、不吃冷食、避免吹冷风，接触温度较低物品时尽量佩戴手套。同时，还应防烫，如不用过烫水洗澡、避免接触装有开水的容器等。在家尽量穿着拖鞋，坐着或躺卧的时候将手脚放在较高的位置，促进局部血流供应。

⑲ 若存在乳糖不耐受的情况，可以给予替莫唑胺胶囊治疗吗？

替莫唑胺主要用于胶质母细胞瘤的治疗，临床使用的剂型为硬胶囊剂。由于替莫唑胺胶囊中含有乳糖成分，故需提醒患者若有乳糖酶缺乏、葡萄糖－半乳糖吸收不良或半乳糖不耐受等情况，应避免服用替莫唑胺胶囊，以免引起不良反应。

⑳ 三氧化二砷是砒霜吗？

大家平日里所提到的砒霜的主要有效成分是三氧化二砷。砒霜具有致死毒性，砷能够导致细胞的 DNA 发生异常，引起染色体发生突变，细胞过度增殖。砷及其化合物具有致癌作用，已被国际癌症研究组织列为一类致癌物。

但是，合理应用三氧化二砷可使"毒药"变"宝"。现有研究已经证明，低剂量的三氧化二砷注射液可被用于急性早幼粒细胞白血病的治疗，白血病细胞在药物的作用下被诱导分化并加速凋亡，已是国际上公认的治疗方法。

同时，低剂量的三氧化二砷可抑制肿瘤新生血管的生成及细胞增殖，肿瘤细胞被诱导分化、凋亡。三氧化二砷在治疗多种实体瘤上也具有一定疗效，如肺癌、肝癌、口腔鳞癌等。

21 普通剂型紫杉醇和白蛋白结合型紫杉醇的疗效一致吗？不良反应是否相同？是不是可以互相替代？

虽然两者的主要成分与功效相同，但疗效和不良反应不同，不可相互替代。

普通剂型紫杉醇

由于紫杉醇无法溶于水，为解决它的溶解问题，紫杉醇普通制剂中添加了聚氧乙烯蓖麻油、无水乙醇等成分帮助溶解，但这也使得严重过敏反应的发生率大大增加。为此，在应用普通剂型紫杉醇前需要使用皮质激素及抗组胺药进行预处理，且通常需要维持静脉滴注 3 小时以上。

白蛋白结合型紫杉醇

白蛋白结合型紫杉醇是一种纳米粒，是采用了纳米技术将人血白蛋白与紫杉醇结合在一起，这种纳米粒剂型使得药物的溶解度大大提升，还避免了普通剂型中的聚氧乙烯蓖麻油等致敏成分引起的过敏，患者的滴注时间也降低到 30 分钟左右，降低了患者治疗过程中的不适。同时，纳米剂型表现出的靶向作用使得药物浓度在肿瘤部位得到了提高，而在其他组织系统中降低，从而降低了药物的不良反应，获得了比普通剂型更好的临床疗效。

现有研究表明，白蛋白结合型紫杉醇在肺鳞状细胞癌和早期乳腺癌新辅助治疗中表现出的完全缓解率及总生存期较普通紫杉醇制剂更为优秀，在非小细胞肺癌和晚期乳腺癌中表现出得应答率和客观缓解率也较普通剂型紫杉醇更好，但两者总生存期无明显差别。

临床联合应用 PD-1 免疫治疗时，若接受普通剂型紫杉醇治疗，则需要提前给予患者类固醇激素预处理，可能会影响免疫治疗效果。相比之下，白蛋白结合型紫杉醇更具优势。白蛋白结合型紫杉醇与吉西他滨联用在胰腺癌、胆道系统肿瘤治疗中取得了良好效果。

㉒ 卡培他滨服用期间出现手脚麻木、皮肤皲裂，还可以继续用吗？

卡培他滨属于细胞毒性药物，用药期间可能会出现一些药物不良反应，其中最常见的便是手足综合征，临床表现为手脚麻木、疼痛，皮肤皲裂、红斑及肿胀等。一旦发现这些症状，建议患者及时与专业医生联系，由医生进行专业的判断，确定手足综合征等级（Ⅰ、Ⅱ、Ⅲ级），进行治疗，并决定是否需要调整药物剂量。手足综合征一般分为以下三级。

Ⅰ级：维持原剂量，一般不用特别处理，保持皮肤湿润和清洁即可。

Ⅱ级：应停止使用药物，直到患者恢复正常或严重程度降至Ⅰ级。如有疼痛，可局部给予麻醉药物外用，外涂保湿剂或尿素软膏。

Ⅲ级：患者皮肤表现出溃疡、水疱、炎症、出血等情况，剧烈疼痛，甚至影响患者正常生活。应暂停用药，恢复后由医生评估是否降低剂量继续治疗或改用其他药物。

平时生活中，患者也需要注意以下几点。

（1）皮肤可涂抹保湿乳膏保持湿润。

（2）避免穿过紧的鞋子和衣物。

（3）避免剧烈运动和提重物，避免强烈摩擦手足。

（4）外出注意防晒，可选择穿着长袖、长裤。

（5）保护好手足，避免外伤，特别是在治疗后最初的 4 天至 7 天内应格外小心。

（6）尽可能用温水洗漱，避免接触化学洗涤剂。

㉓ 接受替吉奥治疗时，单独用药和联合用药分别应该如何服用？

成人单独用药

第一次服用时，首次剂量需要由医生根据患者体表面积来决定，剂量以替加氟计，可设置为 40、50、60、75mg/ 次，每日 2 次，口服，分别于早、晚进餐后不中断服用 28 天，然后休息 14 天。此为 1 个治疗周期，可反复进行。医生可根据患者的情况增减给药量，按上述四个等级顺序进行增减。

成人联合用药

40~60mg/ 次，每日 2 次，口服，分别于早、晚餐后，连服 21 天，休息 14 天，第 8 天时给予顺铂 60mg/m^2。这样 5 周作为 1 个治疗周期，患者需用药直到无法耐受或病情恶化为止。

㉔ 出现胃肠道不适后能否继续使用替吉奥？

患者服用替吉奥可出现一些药物不良反应，如消化系统的不良反应，患者通常会表现出恶心、呕吐、腹泻和食欲减退等症状。若用药后患者出现胃肠道不适，需要及时到医院就诊，由医生进行专业评估后决定是否需要调整用药方案。同时，为降低替吉奥对肠胃产生的不良反应，患者应按照医嘱要求服用药物。

25 应在什么时间服用依托泊苷软胶囊？是否可以长期服用？

建议患者在饭前口服依托泊苷软胶囊。

任何药物都有不良反应，都不适宜长期服用。服用依托泊苷软胶囊也会产生一些不良反应，如常见的骨髓抑制作用和免疫功能抑制作用。①骨髓功能抑制，可引起患者出现贫血、血细胞减少、急性早幼粒细胞白血病及急性髓细胞白血病等，如果长期服用依托泊苷软胶囊可能会引发继发性白血病。②免疫功能抑制，使得患者自身免疫系统能力降低，更易出现过敏，病毒入侵人体也变得更轻松。

因此，是否需要长期用药，建议患者咨询专业医生，遵医嘱用药，切忌随意更改用药时长。同时，用药期间建议患者定期进行血液、肝肾功能检查，以便及时调整治疗方案。

26 服用长春瑞滨软胶囊时，不小心咀嚼了胶囊该怎么办？

如果出现了患者不慎将酒石酸长春瑞滨软胶囊咀嚼了的情况，患者应立刻使用生理盐水漱口，若没有生理盐水，可暂用清水替代漱口，以免胶囊里漏出的刺激性物质接触到皮肤后，对患者口腔黏膜产生有害作用。表面损坏的胶囊切勿再服用，须交予药师或医生用适当的方法将被损坏胶囊销毁。

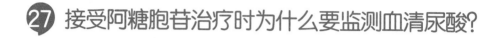

㉗ 接受阿糖胞苷治疗时为什么要监测血清尿酸?

患者接受阿糖胞苷治疗可能会引起代谢／内分泌系统、泌尿生殖系统的不良反应,出现高尿酸血症、血尿酸升高、尿酸升高、尿酸性肾病等。因此,对于接受本品治疗的患者,需要特别关注血清尿酸的情况,同时适当增加患者液体的摄入量,使尿液尽量维持碱性,如有必要可使用别嘌醇,以避免患者血清尿酸升高、尿酸性肾病等情况发生。

㉘ 为什么应用甲氨蝶呤需要密切监测血药浓度?

为了使甲氨蝶呤能够扩散进入人体细胞,提高肿瘤细胞内甲氨蝶呤药物的有效浓度以达到治疗效果,通常会先给予患者大剂量的甲氨蝶呤,再使用四氢叶酸钙来降低甲氨蝶呤引发的不良反应,但即便这样,仍然可能引起患者不同程度的毒性反应。

因此,为了保证临床上治疗所需的大剂量药量,同时避免甲氨蝶呤产生严重的不良反应,使用时需要将患者体内甲氨蝶呤的血药浓度控制在合理的范围内。但影响药物血药浓度的因素有很多,这使得监测甲氨蝶呤的血药浓度变得尤为重要。通过这种方式,可以给予每个患者更个体化的治疗方案,使治疗方案变得更有效,同时降低了治疗给患者带来的不适。

29 对于有痛风病史的患者，使用甲氨蝶呤治疗时应特别注意什么？

患者接受甲氨蝶呤治疗时，可能出现血液尿酸水平增高的情况。因此，患有高尿酸血症或痛风的患者在使用甲氨蝶呤时，应注意告知医生病史，如有必要需增加抗痛风药物的使用剂量。用药时，需注意监测患者血清尿酸，同时适当增加患者液体的摄入量，使尿液尽量维持碱性。

30 砷剂跟普通的化疗药有什么区别？

普通化疗药的主要作用原理是利用药物本身的毒性达到杀伤癌细胞的作用，是通过外力杀死癌细胞；而砷剂化疗药的作用原理是诱导细胞凋亡，也就是诱导癌细胞加速自己的死亡。现有研究表明，人体组织（蛋白质）中的巯基（$-SH$）可与砷化合物结合在一起，使得蛋白质活性丧失，从而抑制了人体癌细胞过多的增殖，达到治疗效果，现已在治疗白血病上取得了疗效。

31 接受长春瑞滨软胶囊治疗时应如何服用？进食对用药是否有影响？

建议患者在进餐时口服胶囊。

长春瑞滨软胶囊内的药液具有刺激性，不要咀嚼或吸吮，如果不小心咀嚼或吸吮了，请立即用清水（最好是生理盐水）漱口。

如果胶囊表面融化或破损，请不要使用，并避免药液接触皮肤、口腔或眼睛。如果不慎接触，需马上用水冲洗，建议最好使用生理盐水冲洗。

32 接受长春瑞滨治疗的患者出现了骨髓抑制，是否可以继续接受治疗？

长春瑞滨可引发药物剂量限制性毒性——骨髓抑制，患者表现出血小板减少、白细胞减少、中性粒细胞减少、贫血等症状。

若患者中性粒细胞数量低于 1.5×10^9/L，且血小板数低于 100×10^9/L，暂时不能使用长春瑞滨，通常需要推迟治疗，直至血常规各项指标恢复正常。且治疗过程中需密切关注患者情况，由专业医生诊断评估过后，决定是否需要调整用药方案。

如发生体内感染的情况，应马上对患者进行全面检查。

治疗期间及出院后均应密切关注患者情况，定期检测白细胞、血小板、嗜中性粒细胞以及血红蛋白计数。

33 如需将长春瑞滨软胶囊带回家中服用，保存时有什么特别需要注意的吗？

如药品需要带回家服用，患者需特别注意药物的保存温度，途中及家中都务必是药品放置于 2~8℃下，如途中可采用高效冰袋，家中可放置于冰箱保鲜层，避光、密封保存。

㉞ 对于可能有生育计划的患者，接受长春瑞滨治疗会有影响吗？

对于需要接受长春瑞滨治疗的患者，须知晓药品可能会对生殖系统产生一定影响，故有以下建议。

（1）建议男性患者，在接受治疗期间以及治疗结束后至少 3 个月内务必采取有效的避孕措施。同时，由于接受长春瑞滨治疗可能会引起男性永久性不育，故建议患者在治疗之前应咨询是否提前留存精子。

（2）对于育龄女性，建议在用药前进行妊娠试验，接受治疗期间及停药后 6 个月内务必采取有效的避孕措施。

第四章
靶向用药

01 服用 EGFR 靶向药期间需要特别关注哪些不良反应？应做好哪些措施？

EGFR 靶向药到目前为止，一共可分为三代。一代靶向药：吉非替尼、厄洛替尼、埃克替尼。二代靶向药：阿法替尼和达克替尼。三代靶向药：奥希替尼和阿美替尼。

EGFR 靶向药用药期间需要特别关注的不良反应有：①腹泻：多发生于服药 2~3 周，注意清淡饮食，避免辛辣、油腻的食物。②皮疹：注意预防，减少日晒，多使用润肤乳和防晒用品。③甲沟炎：发生时间比较延后，轻度无需治疗，重度可咨询医生后使用抗生素。④口腔炎：症状严重者可使用激素类药膏治疗。⑤肝损伤：自查是否患有肝脏相关疾病，定期监测肝功能。⑥间质性肺炎：一般在治疗 3~7 周内发生，在医生指导下进行治疗。

02 靶向药可以突然停药或者减量服用吗？

靶向药使用时要按照医嘱要求服药，不要因为不良反应擅自停药或者减量服用。药物要按时按量服用才能保持一定的浓度，从而达到抑制肿瘤的效果，所以不能随意中断，一旦中断后有可能会出现反弹效应，肿瘤再次生长，而且生长速度可能会比用药前还要快。此外，要定期复查，检测靶向药治疗是否一直有效。

03 吉非替尼和厄洛替尼的作用相似吗，可以换着服用吗？

吉非替尼和厄洛替尼都是第一代治疗晚期非小细胞肺癌（NSCLC）的表皮生长因子受体（EGFR）酪氨酸激酶抑制剂（TKI）。这两种药曾经被称为姐妹药，不管是在总生存期还是缓解率，均没有明显的不同。在安全性方面，二者毒性相似，最常见的不良反应为皮疹、咳嗽及腹泻。

04 吉非替尼和厄罗替尼都会引起皮疹吗？该如何预防和处理？

吉非替尼和厄洛替尼都会引起皮疹，患者服用厄洛替尼后出现的皮疹可能会比服用吉非替尼后出现的皮疹要严重一些。为预防皮疹发生，患者可在餐前1小时或餐后2小时服用该药品，平时可使用润肤乳和防晒霜护肤，也可通过口服药物（米诺环素）减少体内炎性反应来预防皮疹。如皮疹已出现，可局部外用2%克林霉素或1%氢化可的松软膏涂抹，每天2次。严重的皮疹需要停止使用该药（由主管医生评定，不可自行停药）。

05 服用埃克替尼时为什么不能吸烟？

非小细胞肺癌患者的药物代谢受吸烟影响，吸烟后的患者即使服用了最高剂量的埃克替尼，也无法达到应有的用药效果。且相关研究表明，有吸烟史的非小细胞肺癌患者的疗效和预后明显弱于不吸烟的非小细胞肺癌患者。此外，其他 EGFR 靶向药也会受吸烟的影响，如吉非替尼、厄洛替尼、奥希替尼等。因此，在服用这一类药物时均应避免吸烟。

06 应用埃克替尼治疗期间，日常生活上应注意什么?

饮食上，不要食用葡萄柚或饮用葡萄柚汁。在合用其他药物之前，一定要先咨询医生，有些药物会影响埃克替尼的疗效，如苯巴比妥、利福平和华法林等，需慎用。服用埃克替尼后，部分患者会出现皮疹，阳光照射会导致皮疹进一步加重，建议日常使用防晒用品。生活中，需经常修剪指甲，预防甲沟炎的发生。埃克替尼治疗期间会出现乏力（没有力气、精神状态不佳）的症状，应避免驾驶及操纵机器。在医生规定的用药时间内，无特殊情况不应该擅自停药。

07 一般口服靶向药每日服用 1 次即可，为什么埃克替尼须服用 3 次?

EGFR 靶向药从一代到三代，除了埃克替尼外，其余用法均为每日 1 次，而埃克替尼需要每日服用 3 次。这是因为药物只有达到一定的血药浓度才能起效，并需要保持相应的作用时间，而埃克替尼体内代谢较快，为保证埃克替尼的药效，服用次数相对增加。

08 服用阿法替尼后出现腹泻，该如何处理？

患者服用阿法替尼后可能会出现腹泻且概率较高，当症状较轻时，可通过口服洛哌丁胺、蒙脱石散进行治疗，也可通过多喝水或口服补液盐预防脱水。饮食上少量多餐，以清淡为主。如果腹泻症状比较严重或伴有上吐下泻的症状时，应忌食并静脉滴注生理盐水，保持水和碳酸盐均衡。

09 奥希替尼服用时需要注意什么？

奥希替尼服用的频率为每天 1 次，建议每天同一时间服用，可以和食物同服或者空腹服用，如果漏服，距离下次服药时间大于 12 小时，则应补服。建议患者多喝水，每天 2000ml 左右，有利于体内代谢废物的排出。生活中，应尽量减少日晒时间，使用防晒用品；保持身体清洁和皮肤湿润；经常修剪指甲，预防甲沟炎；保持口腔清洁，早晚用软毛刷刷牙；避免进食刺激食物；用药期间不建议食用西柚及其他含有西柚成分的果汁。此外，患者需定期检查血常规和肝肾功能。

由于药物与药物之间会产生相互作用，特别是卡马西平、苯妥英、利福平、瑞苏伐他汀、糖皮质激素、莫达非尼、奥卡西平、圣约翰草、吡格列酮、柳氮磺胺吡啶等，与奥希替尼一起服用会影响本药在血中的浓度，应该慎用。患者如需合用其他药物，包括一些非处方药、维生素、中草药等，需要事先咨询医生，从而避免出现有害的药物相互作用，影响药效。

⑩ 奥希替尼治疗期间为什么要定期检测血常规和肝肾功能？

奥西替尼治疗期间，患者常出现中性粒细胞减少、淋巴细胞减少、血小板减少和贫血等，通过血常规检查可及时发现，常予对症治疗。奥西替尼对肝肾功能也有一定影响，因此在服药期间需要密切注意监测肝肾功能，如发现肝肾功能异常，可及时在医生的建议下调整服药剂量。如果发现肝功能轻微异常，可以吃一些护肝药；如果出现严重的肝肾功能损伤，则需要及时就医，否则很可能会导致患者出现生命危险。

⑪ 奥希替尼对脑转移患者有用吗？

晚期肺癌患者肿瘤细胞容易发生转移，主要包括骨转移、内脏转移、脑转移。奥希替尼属于第三代小分子 EGFR 抑制剂，可透过血脑屏障，故在脑转移患者中的临床疗效优于第一代 EGFR 抑制剂药物。目前，奥希替尼已被指南推荐应用于脑转移患者。

⑫ 同为肺癌靶向药，埃克替尼与奥希替尼之间有什么区别？

埃克替尼为非小细胞肺癌 EGFR 基因（表皮生长因子受体家族成员之一）突变的第一代靶向药物，与靶点结合是可逆的。

奥希替尼是第三代靶向药，与靶点结合是不可逆的，抗癌作用很强，但是奥希替尼目前主要是用于第一代或者第二代靶向药治疗后出现耐药性，且基因检测发现有 T790M 突变的患者。对于已经出现肺癌脑转移的患者，可以直接从奥希替尼开始服用。

EGFR 靶向药物虽然已有三代，但并不表示第三代完全可以取代第一代。三代靶向药物各有各的抗肿瘤优势，奥希替尼只是对一代耐药且 T790M 突变者有特效，但并不具备埃克替尼的全部作用，不能相互取代。

⑬ 服用阿来替尼期间应减少室外活动吗?

服用阿来替尼治疗期间，以及停用后 7 天，患者都应该避免在阳光下直晒，否则可能会发生严重晒伤。患者在户外时，应在裸露的皮肤上涂抹 SPF50 或具有更高防晒能力的防晒霜和润唇膏，以防止晒伤，且患者需要尽可能缩短暴露在阳光下的时间。

⑭ 为什么服用阿来替尼期间会出现四肢酸痛?

阿来替尼常见的不良反应之一就是肌肉骨骼和结缔组织异常，常表现为肌酸磷酸激酶增高和肌肉骨骼疼痛。血液中肌酸磷酸激酶升高一般提示已有肌肉损害或正发生肌肉损害，是影响患者生活质量及预后的重要原因。

⑮ 服用克唑替尼期间应注意哪些细节?

服用克唑替尼的注意事项：①克唑替尼推荐剂量是每次 250mg，1 次

1粒，每天2次，早晚固定时间各服1粒。②用水吞服整个克唑替尼胶囊，不可嚼碎也不可打开胶囊。③需按医嘱，不要自己擅自改变剂量或停止服用克唑替尼。④服用克唑替尼，不要喝葡萄柚汁或吃葡萄柚。⑤患者错过了原定时间服用克唑替尼时，如果是在距离上次用药6个小时之内，那么马上补服；如果超过了6个小时，那么就不建议补服了。⑥如果患者在服用克唑替尼后呕吐，不需要额外补服剂量，只需在常规时间服用下一剂。

⑯ 服用克唑替尼期间出现甲沟炎，需要去看医生吗？

甲沟炎较轻且无化脓感染者，可以每天用医用酒精或碘伏在发炎指（趾）周围消毒，外用一些红霉素软膏。若较重且有化脓感染者，则建议及时去医院进行引流等处理。如果服用克唑替尼后出现严重不良反应，建议及时咨询医生是否需要调整药物。如需干活，请带上胶皮手套，防止感染。

⑰ 服用塞瑞替尼后血糖升高，需要停药吗？

塞瑞替尼可用于部分间变性淋巴瘤激酶突变的局部晚期或转移性非小细胞肺癌患者。然而，由于塞瑞替尼缺乏对胰岛素受体的抑制作用，服用后可能会加剧缺乏代偿性胰岛素分泌的糖尿病患者的高血糖症。因此，临床用药时应密切监测血糖，尤其是在使用塞瑞替尼后的前2周。如果出现血糖异常的情况，须咨询医生，进行对症治疗，必要时，酌情调整治疗方案。

⑱ 抗血管生成类靶向药常见不良反应一般多久会出现？应严密监测哪些指标？

抗血管生成类靶向口服药主要为阿帕替尼、安罗替尼、仑伐替尼、呋喹替尼、帕唑帕尼。小分子多靶点血管生成抑制剂有阿西替尼、瑞戈非尼。

用药前和用药期间应定期监测血压、血常规、尿常规、肝肾功能、甲状腺功能、心电图等（表 10）。

表 10　抗血管生成靶向药相关不良反应

不良反应	出现时间	处理方法
血压升高	一般在服药后 2 周左右出现	可通过服用降压药稳定血压。患者服用靶向药前，血压应该得到良好的控制。服药 1 周后应监测血压，起初每 2 周监测 1 次（2 个月内），随后至少每月监测 1 次
蛋白尿	一般在服药后 3 周左右出现	可通过减少剂量或者暂停给药来缓解。应定期监测尿蛋白
手足综合征	一般在服药后 3 周左右出现	一般对症治疗。定期监测皮肤状态
出血	一般在服药后的第 1 周期内出现大便潜血	应定期监测大便
肝功能不全	—	治疗前应监测肝功能，服药后起初每 2 周监测 1 次（2 个月内），随后每月监测 1 次
QT/QTc 间期延长	—	应当定期监测患者的心电图
电解质紊乱	—	会提高 QT 间期延长的风险，所以服药前要对患者的电解质异常进行监测与纠正，主要监测钙、钾和镁
甲状腺功能减退症	—	需要在服药前以及治疗时定期监测甲状腺的功能

77

⑲ 服用阿帕替尼后出现蛋白尿该怎么办?

阿帕替尼是新型小分子血管内皮生长因子受体 –2 抑制剂,其常见不良反应之一是蛋白尿。通常,蛋白尿在服药后 3 周左右出现,一般患者没有明显症状,只能通过尿常规检测发现。所以患者需要定期监测尿常规和肾功能,一般每 2 周检查 1 次尿常规(前 2 个月),随后每月检查1 次。若出现蛋白尿时,表明患者肾脏功能已受损伤,应及时就医。临床指南将蛋白尿分为 3 类,不同情况采取不同措施。

● 轻型蛋白尿

患者可以继续服用阿帕替尼,不需要调整剂量,观察即可。

● 中型蛋白尿

患者可以继续服用阿帕替尼,一般不需要调整剂量,但是要考虑是否进行药物的干预并且监测 24 小时尿常规、尿蛋白定量。

● 重型蛋白尿

患者停止服用阿帕替尼,并且请专科医师会诊,进行药物干预。

⑳ 如何防治服用阿帕替尼引起的手足皮肤反应?

阿帕替尼主要通过阻断血管内皮生长因子受体通路,损害真皮血管并抑制其修复功能,过量药物残留在皮肤组织中会引起手足皮肤反应。这是阿帕替尼最常见的皮肤不良反应,一般表现为手指或脚趾皮肤增厚

起皮、变黄变黑、起水疱溃烂而难以自愈。手足皮肤反应一般在服药后
2~3周发生，通常为轻中度。为减少手足皮肤反应，建议患者保持手部、
足部湿润，可涂抹凡士林等含尿素和皮质类固醇成分的乳液或润滑剂；
在服药期间穿着宽松的衣物，避免皮肤摩擦、阳光直射；也可用中药泡
洗，在医生指导下口服维生素 B_6。若发生手足综合征起水疱，则需由医
务人员对症治疗，使用消毒后的工具处理。手足皮肤反应严重时需要抗
真菌或者抗生素治疗。

21 高血压患者在服用仑伐替尼时除了避免驾驶还应该注意什么？

由于仑伐替尼可能引起疲乏、头晕等不良反应，对驾驶和操作机器
能力有轻微影响，因此服药期间应尽量避免驾驶或操作机器。

此外，患者在服用仑伐替尼之前，需将血压控制在平稳状态。如果
患者已确诊高血压，那么需要在服用仑伐替尼之前接受至少1周的稳定
剂量的降压治疗。早期发现高血压并予以相应治疗至关重要。

服药1周后应监测血压，起初每2周监测1次（2个月内），随后至
少每月监测1次。当血压正常的患者服药后血压升高时，可选择一种降
压药物单药治疗；对于血压增高的高血压患者，则需增加当前药物的剂
量，或者合用其他不同类型的降压药物。

22 肝肾功能不全的患者服用仑伐替尼需要调整剂量吗？

仑伐替尼主要用于肝肿瘤患者，使用前，患者需进行肝肾功能的评估。

　　轻度肝肾功能不全者，不需要调整仑伐替尼的剂量；中度肝肾功能不全者，需要在医生指导下使用仑伐替尼，且服药期间密切监测肝肾功能，酌情调整药物剂量或停药；重度肝肾功能不全者，不建议服用仑伐替尼。

㉓ 呋喹替尼如何服用？发生呕吐需要补服吗？

　　呋喹替尼应整粒口服，不能打开胶囊服用，服用频率为每天1次，最好在固定时间段服用，与食物同服或空腹服用均可，服药3周之后停1周，每4周为一疗程。若患者服药后发生呕吐，无需补服；如果患者漏服当日剂量，第2天无需补服，按常规剂量服用下一次药品即可。

㉔ 呋喹替尼最常见的不良反应有哪些？

　　呋喹替尼主要用于治疗结直肠肿瘤的患者，通过抑制肿瘤血管新生发挥作用，常见的药物不良反应有高血压、手足皮肤反应、发声困难、转氨酶升高、甲状腺功能异常、腹痛、口腔黏膜炎、乏力、腹泻、感染、血胆红素升高以及食欲下降等。另外，由于呋喹替尼对血管有抑制作用，患者尤其需要关注蛋白尿、出血（血小板减少）等不良反应的发生情况，一旦出现，建议尽快就医，及时采取相应的处理措施。

25 瑞戈非尼服用时有什么讲究？最好不要和哪些药物同时服用？

瑞戈非尼应该在每天固定时间低脂进餐后随水整片吞服。患者不可以在一天内服用 2 次的剂量以弥补前一天漏服的量。若出现呕吐，不需要补服。

不建议瑞戈非尼与肝微粒体代谢酶强诱导剂或强抑制剂（如利福平、苯妥英钠、酮康唑、伊曲康唑等）同时使用。也不建议瑞戈非尼与尿苷二磷酸葡萄糖醛酸转移酶抑制剂（如甲芬那酸、二氟尼柳和尼氟酸等）同时使用。

瑞戈非尼可能会增加乳腺癌耐药蛋白底物（如甲氨蝶呤、氟伐他汀及阿托伐他汀）的血浆浓度。因此，需要密切监测因乳腺癌耐药蛋白底物暴露量增加而出现的相关症状。

26 服用舒尼替尼后出现腹泻该怎么办？

腹泻是舒尼替尼的常见并发症，大多数为轻度至中度，一般发生在用药后 1~4 周。当患者出现腹泻时，应注意不吃辛辣、油腻、高脂肪的食物，不吃冷的任何东西（包括水果）。严重腹泻时可使用止泻药，可在饭前服用盐酸洛哌丁胺胶囊，或者固肠止泻丸等。

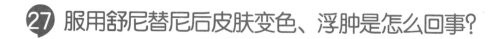

㉗ 服用舒尼替尼后皮肤变色、浮肿是怎么回事?

舒尼替尼在体内代谢活化后主要活性物质的颜色为黄色,所以一般患者用药 1 周后会发生脸部、颈部、背部等部位皮肤变色,主要表现为脸部发黄、有锈色,或者眉毛、胡子发白,也偶见脸部、眼睑浮肿等。如果症状轻微,可通过多喝水、饮食多素少荤、多运动来促进代谢产物排出体外,定期检测尿常规,控制不良反应风险。若出现异常情况,请停药并及时就医。

㉘ 为什么在服用舒尼替尼前后要监测肝功能?

舒尼替尼一般会导致肝功能异常。肝损伤主要表现为转氨酶升高、黄疸、凝血、和 / 或胆红素过高伴随脑部疾病、和 / 或肾衰竭。服药前、服药期间都需要密切监测肝功能(丙氨酸氨基转移酶、天门冬氨酸氨基转移酶、胆红素)。若出现 3 级或 4 级药物相关的肝功能不良反应,则应该中断用药。如果治疗后肝功能指标还是严重下降,或者出现其他肝功能衰竭症状,不可以重新给药。

㉙ 服用索拉非尼后出现手足综合征或皮疹该怎么办?

手足综合征常见于口服化疗药卡培他滨的治疗过程中,靶向药索拉非尼也有此不良反应,然而两者在症状表现上仍有一定的差别。对于索拉菲尼引起的手足综合征患者而言，皮疹的发生通常为剂量依赖性，停药即会逐渐消退，有的患者减量后再次使用索拉菲尼也不会出现皮疹。治疗目的主要是维持病变部位皮肤的完整，避免发生溃疡而感染，以对症治疗为主，如使用润肤霜、穿柔软的衣物、减少受损皮肤的摩擦、避免接触化学物品等。若不能耐受，可以先停药 1~2 周后再次用药或者降低口服剂量，严重者需终止使用该药品。皮疹、瘙痒常见于患者的面部、颈部、上部肢体。若难以缓解，可口服抗组胺药，也可用炉甘石洗剂、氧化锌等外涂。若发生感染可以使用抗生素来治疗。

㉚ 慢性粒细胞白血病患者服用伊马替尼时，哪些东西不能"碰"？

伊马替尼是一种小分子酪氨酸激酶抑制剂，临床主要用于治疗慢性髓性白血病和恶性胃肠道间质肿瘤。在服用期间，有如下注意事项。

饮食注意

用药期间，患者禁止食用杨桃、西柚（葡萄柚）和塞维利亚柑橘等水果及其果汁。食用这类水果，会干扰身体对药物的吸收，影响血药浓度，从而影响疗效，严重的还可能会造成治疗失败，因此患者尤其需要注意。

合并用药注意

一些药物会和伊马替尼冲突，导致血药浓度过高或者过低。在使用伊马替尼的同时应避免使用的药物包括但不限于利福平、对乙酰氨基酚、华法林、红霉素、苯巴比妥、酮康唑、美托洛尔和一些抗抑郁药等。

若有其他药物正在使用,建议患者告知医生,以便制定正确的用药方案。

㉛ 服用伊马替尼一段时间后出现皮肤干燥、脱皮怎么办?

给予伊马替尼治疗后,患者可能会表现出一些药物不良反应,其中多数患者表现为皮肤黏膜的不良反应,可表现出皮肤干燥、脱皮。若患者是局部脱皮,可以通过使用润肤保湿霜改善;若皮肤反应严重,建议及时就医,由专业医生评估后给予治疗方案。

㉜ 慢性粒细胞白血病患者服用达沙替尼多久后可以停药?

停用达沙替尼的时间与患者的病情密切相关。慢性粒细胞白血病患者停药有一个先决条件,即服用达沙替尼后取得非常好的疗效并维持1年以上。有一半左右疗效比较好的患者可以实现停药,另一部分患者由于病情复发无法停药。由于不同的患者身体状况不一样,故产生药效的时间也不同。因此,慢性粒细胞白血病患者是否停药需要由其本身的具体情况来决定,切勿随意减停药物,否则可能会导致病情延误。所以,是否可以停药、减量,需要询问主治医生,不要私自进行。

33 接受伊布替尼治疗期间，若出现感染或出血该如何处理？

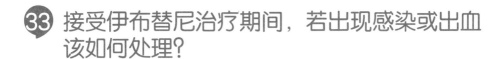

接受伊布替尼治疗的患者有发生病毒或细菌感染的可能。若患者出现发热、咳嗽等症状时，需要及时联系主治医生，由医生根据感染程度，决定患者是否可以继续用药。

出血

疾病本身或伊布替尼均可能引起出血，由于患者很难判断出血的严重程度，建议患者一旦发现出血，及时咨询医生。生活中避免磕到、碰到、摔跤，应使用柔软的牙刷和电动剃须刀，防止不必要的出血。此外，华法林以及维生素 K 等抗凝血药和抗血小板药不建议与伊布替尼合用。

34 来那度胺的最佳服用方法是什么？有哪些注意事项？

来那度胺主要用于多发性骨髓瘤的治疗，一般建议患者初始时，每次服用 25mg，每天 1 次，连续 21 天，28 天为一周期，持续用药至病情发生进展。同时给予患者地塞米松，推荐剂量为每天 40mg，并于 28 天周期的第 1、8、15、22 天给药。

由于来那度胺主要是经过肾脏排泄，因此，若患者伴有重度肾功能不全、透析状态，或为高龄患者，应由专业医生评估后适当调整给药方

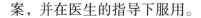

案，并在医生的指导下服用。

服用来那度胺的注意事项：①建议患者在用餐后服用，可以减少药物对胃黏膜的刺激性，降低患者用药后出现恶心、呕吐等不良反应的概率。②建议患者每天固定时间服药，以促进药物更好地吸收。③药品需整粒吞服，避免影响药效。④药物具有一定的致畸性，用药期间需采取有效避孕。⑤用药期间可能会出现血小板和中性粒细胞减少、贫血、皮疹等常见不良反应，不要随意减少剂量或停药，建议联系主治医师。

35 服用来那度胺后出现皮疹该怎么处理？

若患者服用来那度胺后出现皮疹，首先要做的是保持皮肤清洁，避免抓挠导致皮肤破损感染。其次，在外要避免太阳直晒，使用无酒精成分的护肤品来应对皮肤干燥等问题，并咨询医生是否需要外涂药膏来应对局部皮疹等情况。皮疹是来那度胺的常见不良反应之一，使用药物之前，一定要参照说明书后再服用，以减少对身体的危害。

每个人皮疹的恢复时间均不一样，一般情况下 7 天左右就会消除。但是也要对其进行相应的治疗，并保持皮肤的清爽等。轻度皮疹：通常情况下几天内就会自动褪去，可以不给予治疗。中重度皮疹：可调整来那度胺的剂量，若发生感染，可联用抗生素进行治疗，治疗后若不良反应仍未减轻，则只能停止用药，继续治疗皮疹。

36 若来那度胺服用期间出现不适，可否停服一段时间？

很多患者在服用来那度胺时虽然获得了较好的疗效，但也会面临药物引发的不良反应，部分患者在第一次出现不良反应时会特别惊慌，担心药物是否能够发挥其疗效，会不会造成其他并发症的出现。对此提醒各位，抗肿瘤药物出现不良反应是常见现象，根据医生的建议做好相应的处理，大部分不良反应都能得到妥善处理。来那度胺的不良反应是因人而异的，患者不要轻易停药或者根据自己病情擅自更改剂量。如果患者出现了不能耐受或者是不良反应长时间无法缓解的情况，可以考虑与主治医师沟通后决定是否需要将用药剂量下调一个水平。

③⑦ 给予沙利度胺治疗期间需要注意什么？

·日常生活注意事项

①对于正处于特殊时期的女性患者，如孕期或哺乳期妈妈应禁止服用，以免服用药物后造成胎儿严重的出生缺陷或死亡；若在治疗期间怀孕了，必须立即停止服用沙利度胺片，并询问医生，对胎儿进行专业处理。②服用本品可能会引致外周神经病变，早期有刺痛、手足麻木或灼烧感，应及时告知医生。③患者在接受治疗期间及停止用药后4周，不可以参与献血活动。④请勿让儿童接触药物。⑤服用后，患者可能会出现困倦，应避免进行驾驶或操作机器等活动。

·饮食注意事项

①治疗期间避免饮用含酒精的饮品，两者叠加会加重患者镇静和周围神经病变。②脂肪会延缓沙利度胺的吸收，因此不建议患者在用药期间进行高脂饮食。

避免和中枢神经系统抑制药、激素类避孕药、华法林，以及会引起心动过缓周围神经病变的药物合用。

不适合服用沙利度胺的患者：①孕期及哺乳期妇女禁止服用，以免药物引起胎儿畸形。②儿童禁服，老年患者慎用。③对药物成分过敏者禁止服药。过敏体质者慎服。④本品可引起困倦感，从事危险工作的患者禁止服用，如驾驶员、机器操纵者等。

38 伊沙佐米属于化疗药物，还是靶向药物？怎样正确服用？

伊沙佐米是靶向药，用于治疗多发性骨髓瘤。

伊沙佐米的推荐起始剂量为 4mg，在 28 天治疗周期的第 1、8、15 天，每周 1 次，每次口服给药 4mg。患者应尽量在大致相同的时间用药，且需在饭前至少 1 小时或饭后至少 2 小时用水送服整粒胶囊，切勿压碎、咀嚼或打开胶囊。在治疗过程中，对患者安全性进行监测，并根据给药方案中各药品说明书中的指导进行剂量调整。

若漏服药物，只有在距离下一次预定时间 ≥ 72 小时才可以补服；若在距离下一次预定时间的 72 小时内，则不应补服错过的剂量。若用药后出现呕吐情况，不应重复服药，在预定时间服用下一次剂量即可。

39 服用阿昔替尼期间，建议做哪些检查？

在用药前和用药期间，应定期监测血红蛋白、血细胞比容、甲状腺功能、谷丙转氨酶、谷草转氨酶、胆红素、肾功能、肝功能、血压、尿常规等。阿昔替尼会导致胆红素升高、转氨酶升高、肝功能衰竭等肝功能障碍，因此在开始进行阿昔替尼治疗前和治疗过程中均需要进行肝功能检测，在治疗前 4 个月至少每月监测 1 次，治疗后也应不间断的定期监测，并根据肝功能状态确定是否服用相应护肝药进行保肝处理。

㊵ 服用阿昔替尼后出现高血压怎么办?

阿昔替尼目前主要用于肾癌的治疗，是一种小分子多靶点血管生成抑制剂，具有抗血管生成靶向药物的常见不良反应，其中最显著的就是高血压。

用药后，大约会有 50% 的患者发生高血压（收缩压 > 130mmHg，或舒张压 > 80mmHg），且发生时间一般在开始治疗后 1 个月内，有的患者在用药 4 天后血压就升高了。如出现高血压，可去心内科就诊，服用降压药进行治疗，对于用什么降压药没有特殊要求。若患者本身就有高血压，在开始应用阿昔替尼治疗前，应控制好血压。服药后，医生应定期监测患者血压，根据血压情况调整降压药的剂量或品种。若服用降压药后仍存在持续性高血压，则应降低阿昔替尼剂量。若服用降压药降压且减少阿昔替尼剂量后，仍出现持续性高血压甚至高血压危象，则应停用阿昔替尼，等患者血压正常后，可先给予较低剂量的阿昔替尼，之后慢慢增量。此外，停止服用阿昔替尼后，服用降压药的患者应监测是否出现低血压，若出现低血压应及时减量或停止服用降压药。

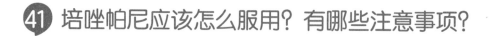

41 培唑帕尼应该怎么服用？有哪些注意事项？

培唑帕尼与食物同时服用时，全身暴露量增加，血药浓度增加，可能会引起不必要的机体损伤，故不应与食物同时服用，而应空腹服用（至少餐前 1 小时或餐后 2 小时）。另外，本品宜整片用水吞服，请勿掰开或嚼碎。若碾碎后给药，则人体生物利用度确实会增加，但同时也加快了代谢，使得培唑帕尼作用时间缩短。如果漏服培唑帕尼，请患者在 12 小时内尽快补服。如果漏服时间超过 12 小时，则无需补服，按照下次的服用时间服药即可。

本品可影响肝功能，故应定期监测肝功能，在开始用药的第 3、5、7、9 周各监测 1 次，随后第 3 个月和第 4 个月再监测 1 次，第 4 个月后定期监测。本品还可导致甲状腺功能减退、蛋白尿、血压升高、心功能异常。应定期监测患者的甲状腺功能、尿常规、血压、心电图、血电解质等项目，如遇相关问题请及时就医咨询。培唑帕尼主要在肝脏代谢，可能会与多种药物产生相互作用，须告诉医生正在同时服用的药物，不要擅自增加或减少药物。另外，服药期间应避免服用西柚汁以及其他会产生相互作用的药物，从而减少不良反应。

42 服用拉帕替尼后，腹泻不止怎么办？

拉帕替尼引起的腹泻一般会在初次治疗的 1 周内发生，通常持续 4~5 天。首次出现大便不成形时，建议患者及时服用止泻药，如洛哌丁胺，同时告知主管医生。如果腹泻严重，可能需要使用抗生素，并口服或静脉补充电解质和液体，以免出现脱水。若发生严重腹泻时，应先停药，待症状缓解后再减量使用。在服用拉帕替尼期间，应多吃容易消化的食物和水果，不要吃富含高纤维、高脂肪等不容易消化的食物。

㊷ 服用拉帕替尼期间发生皮肤反应需要处理吗?

在服用拉帕替尼期间可能会出现一些皮肤相关的不良反应，轻度的反应可暂不处理；若出现脓包或伴有感染，应进行局部治疗，可选用抗生素软膏如莫匹罗星软膏、金霉素软膏、夫西地酸乳膏等外涂患处；若出现水疱瘙痒，可选用弱中效激素如丁酸氢化可的松、糠酸莫米松等涂于患处；严重者需要全身治疗，请立即就诊。

患者使用拉帕替尼时需要注意：①尽量避免频繁使用热水洗漱（洗手、淋浴和泡澡）。②避免接触皮肤刺激物如抗痤疮药物、有机溶剂或消毒剂等。③避免过度日晒，每天至少使用 2 次不含酒精的皮肤保湿剂，最好使用含尿素（5%~10%）的保湿剂，并涂抹防晒产品，在户外时需要每 2 小时使用 1 次防晒霜。

㊹ 吡咯替尼服用后可能会出现哪些问题? 该如何应对?

吡咯替尼可能会影响肝功能、血液功能和心脏功能，用药期间需要监测心电图、血常规、肝功能等指标。在服用吡咯替尼过程中，若出现腹泻、恶心、呕吐、食欲下降、手足综合征、口腔黏膜炎、皮疹、乏力等不良反应，请患者立即告知医生，医生会对症治疗。手足综合征的主要表现为手掌和足底红肿疼痛、出现水疱或皮疹。如出现以上情况，建议患者使用润肤霜或润滑剂对皮肤进行加强护理，并且保持皮肤清洁，避免皮肤受到压力或者摩擦，以免出现创伤，导致感染。脂肪含量较高的食物可能会增加吡咯替尼的疗效，请在餐后 30 分钟内服药。须按时服药，服药期间，避免服用葡萄柚汁。

45 服用奈拉替尼后出现消化系统反应，需要停药吗？

奈拉替尼常见的不良反应有腹泻、腹痛、恶心、呕吐、食欲下降、疲乏、皮疹等，其中腹泻是奈拉替尼最常见的不良反应，一般可在服药后 1 周内发生。建议服用首剂奈拉替尼时就开始预防性使用止泻药（如洛哌丁胺），也可通过改变饮食结构将排便次数控制在每天 1~2 次。如果腹泻加重，请及时就诊，可以通过暂时中断奈拉替尼给药或减少用药剂量来控制腹泻，最低用药剂量为 120mg/ 天。奈拉替尼还具有肝脏毒性，治疗重度肝功能损伤患者时，奈拉替尼起始剂量降低至 80mg，并监测肝功能，必要时酌情减量或停药。

46 安罗替尼是不是万能抗癌药？

没有什么药能被称为万能抗癌药。从理论上来说，安罗替尼作为一种多靶点的抗血管生成药，是通过阻断肿瘤血管生成，停止营养供应来发挥抗癌作用的，对多数肿瘤均有一定的效果。但是，抗肿瘤治疗的评估结果需实际临床数据支撑，目前我国只批准了安罗替尼用于非小细胞肺癌、软组织肉瘤、小细胞肺癌、甲状腺髓样癌等肿瘤的治疗，临床尚没有足够的证据证明安罗替尼对其他适应证有效。对于有些肿瘤终末期的患者，在已经用过多种常规的治疗方案后疾病仍进展，且没有可靠的治疗方法或不能耐受其他治疗方法时，医生可能建议尝试使用安罗替尼，希望能取得一定的效果，延缓肿瘤进展。

47 高血压患者在使用安罗替尼治疗时需要注意什么?

由于安罗替尼主要作用是抑制肿瘤血管生成，因此，与大部分血管生成抑制剂一样，服用安罗替尼后也会导致高血压的发生。血压控制不好会引起严重的心血管疾病，对机体产生损伤。本身有高血压的患者在开始安罗替尼治疗前应充分控制血压，且治疗过程中需密切监测血压。一般用药前 6 周每天监测血压，后续用药期间每周监测血压 2~3 次，若发现血压升高或出现头痛、头晕症状时，应及时告知医生，在医生指导下，通过药物治疗控制血压、调整安罗替尼剂量或暂停治疗。

48 贝伐珠单抗使用之前需要做基因检测吗?

虽然肿瘤的发生、转移等主要是由基因驱动的，很多靶向药使用之前会通过基因检测筛选出适合治疗的患者人群，从而避免错过最佳的治疗时机，提高治疗效果，但是贝伐珠单抗是抗血管生成药物，而实体肿瘤都有血管生成，且是肿瘤增殖的必然过程，因此使用贝伐珠单抗不需要进行基因检测。

其他抗血管生成药物，如小分子的口服抑制剂安罗替尼、仑伐替尼、呋喹替尼、阿帕替尼等治疗前也不需要检测相关基因。

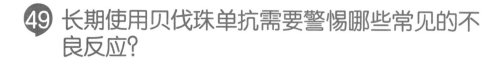

49 长期使用贝伐珠单抗需要警惕哪些常见的不良反应?

临床上化疗联合贝伐珠单抗是常用搭配,无论在一线治疗还是复发治疗中,与单纯的化疗相比,联合治疗在一定程度上有助于延长患者的无进展生存期。

然而,临床需要警惕贝伐珠单抗不良反应的发生,主要包括以下几种。

(1)高血压:这是最常见的。无论患者是否有高血压既往病史,用药前后及用药期间都应定时监测血压,记录血压的变化和波动,以防止高血压急症等情况发生,若患者在使用贝伐珠单抗后,高血压持续治疗1个月仍未得到有效控制,医生可能会让患者停用贝伐珠单抗。

(2)蛋白尿:常见不良反应之一,临床一旦发现,医生会立即根据尿蛋白的情况来调整贝伐珠单抗的治疗。

(3)出血:这也是贝伐珠单抗治疗期间发生率较高的一个不良反应。常见的出血有皮肤黏膜出血、鼻出血、消化道出血、肺出血及脑出血等。若鼻出血5分钟内可控制,则为轻度不良反应,无需担心,可按照原方案继续使用贝伐珠单抗,若鼻出血持续5分钟以上,则需要求助医生,及时就医处理;如果是消化道出血(即出现黑便),或肺出血、脑出血等,应立即告知医生,由医生对出血情况进行判断。

(4)手术和伤口愈合并发症:这也是需警惕的严重不良反应。患者手术前至少停药28天,待机体代谢排净残留药物再行手术,术后至少28天及伤口完全愈合前不宜使用贝伐珠单抗。

50 奥拉帕利有哪些常见不良反应？该如何应对？

奥拉帕利主要用于遗传性乳腺癌相关基因突变的晚期卵巢癌患者，是卵巢癌治疗的第一个口服靶向药物，每天需要服用 2 次。

奥拉帕利常见不良反应为贫血、呕吐、恶心、中性粒细胞减少等，建议定期检查血常规，若出现相应不良反应，可用补血药、止吐药等对症治疗，如出现严重不良反应，应尽快就医。

总体来说，该药物不良反应较小，较少出现很严重的不良反应。

51 服用抗真菌药物的同时可以服用奥拉帕利吗？

由于奥拉帕利在体内主要是通过肝微粒体代谢酶进行代谢，而伊曲康唑、酮康唑、伏立康唑等抗真菌药是肝微粒体代谢酶抑制剂，会抑制奥拉帕利的代谢，从而造成药物在体内滞留，引起药物浓度升高，可能会加重药物不良反应。因此，患者要注意，在服用奥拉帕利的同时应避免合用以上抗真菌药物，如果因病情需要服用这些抗真菌药物，应在医生指导下使用，并对药物使用过程进行监测。

52 可以把尼拉帕利胶囊打开用水冲服吗？

尼拉帕利与奥拉帕利作用类似，也是用于治疗卵巢癌的口服靶向药。由于该药物会对胃肠道产生刺激，故建议患者整粒吞下，不可把胶囊打开后用开水冲服。由于尼拉帕利在体内的半衰期为 36 小时，吸收利用度也很好，所以每天只需要口服 1 次，患者应尽量在每天固定时间服用，服用时可与食物同服或者空腹服用。此外，睡前服用可减少恶心症状的发生。

53 服用尼拉帕利后有哪些注意事项？

尼拉帕利可能会损害女性生育能力，若对妊娠期女性用药，则可引起胚胎或胎儿损害，包括胚胎致死和致畸作用。因此，有生育能力的女性在接受本品治疗之前应进行妊娠试验。肿瘤治疗期间，以及治疗期后 6 个月内准备备孕的女性，不应使用本药物。

此外，尼拉帕利对驾驶和机械操作能力也有影响，服用本药物的患者可能发生无力、疲乏和头晕，应谨慎驾驶机动车辆。

54 服用达拉非尼的间隔时间有严格要求吗？建议间隔多久？

达拉非尼除了可用于黑色素瘤的治疗外，目前也被批准用于特定基因突变的非小细胞肺癌和甲状腺癌。应在餐前至少 1 小时前或餐后至少 2 小时后服用达拉非尼，给药间隔约 12 小时。应在每天相同时间服用。因为本药品是胶囊剂型，请勿打开、压碎或打破本药物。如果错过本次服用，且距下一次服药时间不足 6 小时，不需要补服。

55 服用曲美替尼的注意事项有哪些?

曲美替尼既可用于黑色素瘤的治疗，也可和达拉非尼联合应用于非小细胞肺癌的治疗。本药物应在每天相同时间服用，由于食物会对其吸收产生影响，故应在餐前至少 1 小时前或餐后至少 2 小时后服用。错过一剂时，若在 12 小时内发现应补服，若超过 12 小时，则不应补服。

曲美替尼与达拉非尼的联用方法：达拉非尼口服，每天 2 次；曲美替尼口服，每天 1 次，应在每天早晨或晚上的相同时间和达拉非尼同服，不应咀嚼或压碎，宜整粒吞服。

56 使用维莫非尼期间可以享受日光浴吗?

维莫非尼与达拉非尼作用机制类似，也是治疗黑素瘤的靶向药物。在接受维莫非尼治疗的患者中，根据个体差异可能会出现轻度至重度的光敏反应。因此，建议患者在服用维莫非尼期间应尽量避免暴露在日光下。在服用药物期间，患者可穿戴防护性服装，如防晒服、遮阳伞等，并在室外使用广谱的防晒霜和防晒指数 ≥ 30 的润唇膏，使其在日晒环境下得到相应的保护。

57 口服靶向药和注射靶向药有什么不同?

根据分子结构，通常可将肿瘤靶向药物分为两类：一类是小分子靶向药，一类是大分子单抗类。单纯从大小来说，如果把小分子靶向药物比作零件，那大分子单抗就相当于一艘军舰，不仅分子量大，而且结构复杂。目前，小分子靶向药物基本是口服，例如酪氨酸激酶抑制剂，而大分子单抗类肿瘤靶向药都是注射给药。这是因为口服药物的吸收与分子量大小、首过效应等有关系。

此外，药物吸收和药物半衰期也有关系。小分子靶向药物半衰期较短，有的一天要吃 2 次乃至 3 次，口服给药更方便；而大分子靶向药物的半衰期较长，通常几天或几周注射 1 次。

除了使用方式的差异外，口服靶向药和注射靶向药的靶点和适应证也不尽相同。例如，靶点均为表皮生长因子受体的吉非替尼和西妥昔单抗，前者用于治疗非小细胞肺癌，而后者用于治疗直肠癌。

58 为什么只有 HER-2 阳性患者才有必要使用曲妥珠单抗？

曲妥珠单抗是抗 HER-2 的单克隆抗体，用于治疗 HER-2 高表达的转移性乳腺癌患者。曲妥珠单抗可附着在乳腺癌细胞表面的 HER-2，从而阻断癌细胞的生长。换言之，曲妥珠单抗通过"占位"达到切断肿瘤细胞生长信号传递的作用。如果患者体内没有 HER-2 表达，那曲妥珠单抗自然就没有用武之地了。因此，只有 HER-2 阳性患者才有必要使用曲妥珠单抗。目前，HER-2 阳性表达较高的肿瘤最主要是乳腺癌，其次是胃癌。

59 曲妥珠单抗注射时间超过 21 天，该怎么办？

曲妥珠单抗治疗一般采用 21 天的给药方案，如果患者耐受性、依从性不佳，治疗时间超过 21 天，也无需担心，可以在医生的指导下适当延长曲妥珠单抗的治疗周期，调整治疗方案，但最好不要超过 28 天，以免影响靶向治疗的疗效。

如曲妥珠单抗治疗时间推迟超过 1 周，应尽快联系主治医生，重新给予起始负荷剂量（8mg/kg）的曲妥珠单抗。此后，依据每 3 周 1 次的给药方案，应在 21 天后给予维持剂量（6mg/kg）的曲妥珠单抗。

因此超过 21 天后，7 天内是很重要的时间截点，患者及家属需要特别关注。

⑥⓪ 曲妥珠单抗需要用多久，可以一直用吗?

曲妥珠单抗的使用时间需要根据患者的病情来进行判断。对于乳腺癌患者而言，早期患者使用曲妥珠单抗的总疗程为 12 个月，而转移性乳腺癌患者则需使用曲妥珠单抗治疗至出现疾病进展或不可耐受的毒性反应，才需停止。此外，曲妥珠单抗只适用于 HER-2 过度表达的转移性胃癌患者，可维持治疗直至疾病发展。

⑥① 第一次静脉输注曲妥珠单抗时需要注意什么?

第一次静脉输注曲妥珠单抗时，约 40% 患者会出现寒战和发热，多为轻或中度，很少需停药，可用相关药物对症处理。其他不常见的输注反应有恶心、呕吐、头痛、眩晕、呼吸困难、低血压、皮疹和乏力等。曲妥珠单抗的输液反应大多在曲妥珠单抗输注的过程中或 24 小时内发生，患者和家属在这段时间要格外关注患者的情况。第一次输注时，若患者遇到以上情况，家属要及时告知医生，做到"心里有底，遇事不慌"。但是，一旦发生严重甚至危及生命的输注反应则建议永久停用此药。

62 曲妥珠单抗对心脏有哪些影响？

一般而言，医生会在使用曲妥珠单抗前告知患者该药物可能引起心脏的损伤，那为什么曲妥珠单抗会导致心脏受损呢？这是由于曲妥珠单抗对 HER-2 具有高度亲和力，不仅能阻断肿瘤细胞 HER-2 信号传导，也会影响心肌细胞 HER-2 信号传导功能，使心肌细胞内过量活性氧累积，从而导致心肌细胞损伤。

曲妥珠单抗的心脏不良反应主要表现为无症状的心律失常、心悸、呼吸困难、胸痛，并可发展成充血性心力衰竭。心脏不良反应的危险因素主要为高龄、既往心脏病史以及曲妥珠单抗与蒽环类化疗药（包括多柔比星、表柔比星等）联用等。因此，医生对于具有高危因素的患者是否使用曲妥珠单抗应进行审慎的评估，治疗期间要定期检测患者心功能。

63 帕妥珠单抗和曲妥珠单抗能联合使用吗？

众所周知，乳腺癌比较常见的一种治疗药物是曲妥珠单抗，那么与之仅有一字之差的帕妥珠单抗与它有什么区别呢？为何还要与曲妥珠单抗联合使用呢？

曲妥珠单抗直接作用于 HER-2 本身，而帕妥珠单抗则是通过与 HER-2 结合后抑制其与其他蛋白的结合来发挥作用，两者强强联合可以进一步阻断肿瘤的信号传递，达到协同抗肿瘤的目的。此外，帕妥珠单抗和曲妥珠单抗联合使用后，还可与化疗联用。不过在临床实际应用中，不是所有患者都需要联合治疗，医生会综合考虑危险因素、基础疾病、身体承受能力等，选择最佳的治疗方案。

 HER-2 阳性乳腺癌患者的靶向治疗可选择哪些药物？

随着新药的不断出现，HER-2 阳性乳腺癌已经成为靶向药物最多的癌种了。治疗 HER-2 阳性乳腺癌的靶向药包括单抗类和小分子靶向药。①单抗类：曲妥珠单抗、帕妥珠单抗、恩美曲妥珠单抗、伊尼妥单抗等。②小分子靶向药：拉帕替尼、奈拉替尼、吡咯替尼等。

虽然这些都是用于治疗 HER-2 阳性乳腺癌的靶向药，但是这些药批准的适应证有所不同，有的是用于晚期患者治疗，有的是用于手术患者的治疗，用途并不完全相同。实际应用中，医生会根据患者病情选择最合适的药物，或者根据疗效的优劣选择适合的药物进行治疗。

为什么首次使用利妥昔单抗需特别关注有无出现发热、寒颤等反应？

输液反应是利妥昔单抗最常见的不良反应之一，但在临床上并不多见。典型的利妥昔单抗输液反应发生在第一次输液后的 30~120 分钟，例如发热和寒颤等。随后出现的症状主要包括恶心、皮疹、疲劳、头痛、鼻炎、呼吸困难、心律失常等，通常会随着输注的继续而减轻。

66 利妥昔单抗治疗期间出现过敏反应如何处理?

由于利妥昔单抗含有异种蛋白,可导致过敏反应,且一般发生在首次输注后的几分钟内,故用药后 15 分钟内需严密监测。对于第一次输注发生过敏的患者,第二次输注时仍有可能再次发生,仍需要特别重视。

为了预防利妥昔单抗引起的过敏反应,在利妥昔单抗使用前需要预先给予抗过敏药物。一旦发生过敏反应,需要立即停止利妥昔单抗的输注,并采取相应的治疗措施。对于发热患者,除了停止药物输注外,还需要观察体温变化,每 30 分钟测 1 次,必要时给予口服解热镇痛药,待体温降至正常后继续用药,并减慢滴速,调整至原来的1/2。

67 低血压患者使用利妥昔单抗治疗需要注意哪些内容?

由于利妥昔单抗对血管有一定的扩张作用,可导致低血压的发生,故在用药过程中,特别是对于低血压患者,需进行心电监测。一旦血压过低,请立即告知医生或护士,减慢滴速输注,或者停止输注,并用生理盐水维持血压,必要时给予药物治疗。待血压恢复后,可继续输注利妥昔单抗,但需要减慢滴速至原来的1/2。

68 注射西妥昔单抗后出现皮肤反应需要治疗吗?

痤疮样皮疹是西妥昔单抗最常见的皮肤反应之一,多发于面部、上胸、背部，常在开始治疗后 2 周左右出现，停药后可逐渐消失。西妥昔单抗引起的皮肤反应还包括瘙痒、皮肤干燥、甲沟炎、色素沉着、皮肤红斑、剥脱性皮炎、皮肤皲裂以及毛发改变等。这不但会影响患者的生活质量，引起药物耐受，还易导致治疗中断。因此，若患者在西妥昔单抗治疗后出现皮疹，应积极予以对症处理。

若为轻度皮肤反应，表现为散在斑疹、丘疹、红斑，伴瘙痒或其他相关症状，则无需调整西妥昔单抗剂量，可进行局部清洁并搽涂维生素E 乳膏。对于瘙痒明显者，可在皮疹部位涂抹氢化可的松软膏或炉甘石洗剂，并口服抗过敏药。

对出现感染，伴有疼痛的皮疹，可涂抹含红霉素以及甲硝唑的乳膏，并口服非甾体类止痛药，严重者可口服米诺环素或多西环素。在使用复方醋酸地塞米松等激素类软膏治疗时，应注意避免涂抹在面部皮肤折皱部位，以免造成皮肤萎缩、毛细血管扩张等不良反应。若涂抹药物的部位出现烧灼感、红肿等不适症状需要立即停药，并将局部药物擦拭干净。在使用西妥昔单抗治疗期间，患者尽量不要接触刺激皮肤的物品，避免皮肤暴露在阳光下，用温水淋浴，保持衣着宽松。

69 使用西妥昔单抗治疗后出现痤疮样皮疹，说明效果更好吗？

西妥昔单抗导致的痤疮样皮疹的发生与皮肤表皮生长因子受体的信号通路阻断有关，而且有专家报道患者皮疹的发生、严重程度与西妥昔单抗的疗效具有一定的关联性。但西妥昔单抗导致皮疹的确切病因及发生机制目前尚未完全明确，所以并不能就此认为无皮疹的患者治疗无效。而且由于个体存在差异，不良反应很大程度上只是患者对于药物的反应及耐受存在差异的表现。

70 用了西妥昔单抗后，眼睛发红、怕光、又疼又痒是怎么回事呢？

西妥昔单抗常见的眼部不良反应有泪液功能障碍综合征、眼睑炎、眼睑皮肤皮疹、眼睑充血、睫毛改变（睫毛粗长及倒睫）等。这是由于表皮生长因子受体（EGFR）表达于表皮、汗腺及毛囊上皮细胞，EGFR受抑制后，导致角蛋白表达异常，以及毛囊上皮细胞过早成熟。

睫毛粗长是西妥昔单抗引起的一种罕见的、影响容貌的不良反应，一般发生于西妥昔单抗治疗 2~5 个月之后，常伴有眨眼不适、角膜问题（受损、糜烂、感染、刺激征、溃疡及瘢痕）、结膜及眼球问题、倒睫等。一般来说，简单修剪或拔除即可起到治疗作用，但如果具有眼部刺激症状时，应及时就医，以免造成角膜损伤或视觉不适等。

71 合并高血压的鼻咽癌患者使用尼妥珠单抗治疗时，需要停用降压药吗？

少数患者在尼妥珠单抗治疗后会出现头晕、血压下降的情况，血压最低为 80~90/50~60mmHg。因此，合并高血压的患者在使用尼妥珠单抗治疗前、中、后都应密切监测血压变化，由医生根据实际情况来调整降压用药。此外，尼妥珠单抗输液速度不易过快，滴液时间应控制在 60 分钟以上。当患者感觉有头晕、乏力的症状时，建议其卧床休息，缓慢改变体位。

第五章
内分泌用药

01 服用阿比特龙的同时为什么还要服泼尼松？

有研究证明，前列腺癌与雄激素有着密不可分的联系，前列腺癌的发生、发展都依赖于雄激素的滋养。阿比特龙主要是通过抑制细胞色素酶 CYP17 来减少雄激素的生物合成，从而发挥抗肿瘤作用，但同时其药理作用也会使得盐皮质激素水平升高，引起血压升高、低血钾和体液潴留等不良反应，临床主要表现为外周水肿、低血钾、高血压以及尿路感染等。泼尼松属于皮质类固醇，主要作用是抗炎、抗感染、抗过敏、减少水肿等，两者药理作用相互协调补充，一起服用在一定程度上可降低阿比特龙不良反应的发生率和严重程度，一般服用日剂量为 1000mg 阿比特龙联合 10mg 泼尼松（每天 2 次）。

02 为什么建议先服用比卡鲁胺，若无效再服用阿比特龙？

比卡鲁胺属于非甾体类雄激素拮抗剂，可与雄激素受体形成紧密的复合物，通过与雄激素竞争受体，最终减少雄激素与靶器官的结合，从而抑制肿瘤细胞生长。比卡鲁胺适用于局部晚期、无远处转移、不适宜或不愿接受去势治疗的患者，也可用于外科去势后晚期前列腺癌患者。

阿比特龙为高效选择性的细胞色素酶 CYP17 抑制剂，现代研究表明，其作用机制为阻断睾丸、肾上腺和前列腺雄激素的合成，从而发挥抗癌效应。阿比特龙与泼尼松联用适用于接受过多烯紫杉醇化疗转移去势难治性前列腺患者。

一般认为，比卡鲁胺耐药原因是雄激素受体突变，雄激素与突变后受体仍可以结合发挥作用，但比卡鲁胺无法与突变后的受体结合，失去了作用，所以医生会评估患者耐药情况决定是否需要换药。阿比特龙从源头抑制雄激素生成，从而抑制肿瘤生长，被认为是传统抗雄激素治疗耐药后的新选择。所有换药选择需在有经验医生的指导下进行，不可自行随意换药，防止耐药进程加快或交叉耐药产生。

03 服用华法林的同时又需服用比卡鲁胺，有什么需要注意的地方吗？

有些患者因为有血栓史会预防性服用华法林抗凝，若需同时服用比卡鲁胺抗肿瘤，则需要密切监测凝血酶原时间。比卡鲁胺药理作用之一是可与香豆素类抗凝剂如华法林竞争同一蛋白位点，置换出原本与受体结合的华法林，使华法林血药浓度升高，最终导致凝血酶原时间过度延长。两者联合使用时，比卡鲁胺会加强华法林抗凝作用，导致服用华法林的患者出血风险增加，所以患者在两者联用期间应严密监测凝血酶原时间，防止出血而产生更多并发症。

04 阿那曲唑与钙剂联合使用有什么优势？

有研究报道，雌激素与乳腺癌、子宫内膜癌等有密切联系，高浓度雌激素对肿瘤发生、发展有促进作用。阿那曲唑为高效、高选择性非甾体类芳香化酶抑制剂，可明显减少血清中雌二醇的浓度，阻滞肿瘤生长。同时，血清雌二醇的减少会使得女性骨矿物质丢失，增加骨质疏松的风险，联合应用双膦酸盐类药物及钙剂则可减少阿那曲唑此类不良反应的发生。

05 男性如果得了乳腺癌可以服用阿那曲唑吗?

男性乳腺癌患者可以服用阿那曲唑。阿那曲唑的抗肿瘤机制为选择性抑制芳香化酶,降低患者体内血清雌二醇浓度。男性乳腺癌病因尚不明确,一般认为是大量饮酒致肝损、肥胖、强辐射等高危因素造成体内雄雌激素紊乱,雌激素升高,雄激素下降,内环境改变,男性乳腺发育,最终诱导正常乳腺细胞癌变。所以,男性乳腺癌患者可以通过服用阿那曲唑来降低体内雌激素水平,在一定程度上可以抑制肿瘤生长。

06 为什么服用比卡鲁胺后不能见强光?

有研究报道称,一些患者在服用 150mg 剂量的比卡鲁胺后,经强阳光或紫外线照射,会产生过敏反应,出现皮肤痒感、红肿,甚至水疱等。故服用 150mg 比卡鲁胺的患者在用药期间应尽量在室内活动,避免直接暴露于强光下,需要时可考虑涂抹防晒霜。如光敏反应持续时间较长或情况较严重,应当及时咨询医生,对症治疗。

07 同为抗前列腺癌新药,恩扎卢胺与阿比特龙有什么不同?

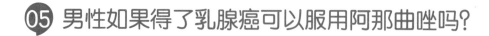

• 作用机制不同

阿比特龙的作用机制是通过抑制 CYP17 酶,阻止雄激素前体转变为雄性激素，减少血清中雄激素含量，从而抑制癌细胞生长；而恩扎卢胺主要作用于雄激素受体信号通路，通过抑制雄激素受体而发挥抗癌作用，其代谢物在体外也有抗肿瘤效果。

·不良反应不同

阿比特龙发生率较高的不良反应主要是疲倦、背部和关节疼痛、外周组织水肿。恩扎卢胺的主要不良反应是疲倦、腹泻、皮疹。

服药习惯不同

阿比特龙需饭前服用，这是因为食物会影响其吸收，且需要搭配泼尼松一起服用以减少不良反应；而食物对恩扎卢胺的吸收分布没有影响，也不需要搭配泼尼松。

治疗选择相似却略不同

阿比特龙主要用于转移性去势抵抗性前列腺癌（mCRPC）及新诊断的高危转移性内分泌治疗敏感性前列腺癌（mHSPC）；而恩扎卢胺则用于转移性去势抵抗性前列腺癌（CRPC）成年患者的治疗。两者用药范围有交叉也有各自独特的地方，选择药品时需由经验丰富的医师根据患者个人具体情况做论断。

08 哮喘患者服用茶碱的同时还能用氟他胺吗？

茶碱是哮喘患者常用的药物。哮喘发作时，支气管平滑肌痉挛，气道狭窄，患者服用茶碱后平滑肌张力降低，呼吸道扩张，从而缓解症状。研究表明，氟他胺与茶碱均主要经过细胞色素酶 P450（CYP）1A2 代谢。当氟他胺与茶碱合用时，两者竞争同一代谢酶，茶碱代谢速度减慢，血浆中茶碱浓度会相应升高，抗哮喘作用时间也延长。所以，两者共用时应先咨询医师是否调节茶碱剂量。

09 服用氟他胺后乳房胀痛怎么办？

氟他胺属于非类固醇的雄激素拮抗剂，与雄激素竞争受体，抑制雄激素与靶器官的结合，从而间接发挥抗癌作用。本品对前列腺癌初治或复治均有一定效果。患者用药后血清中雄激素下降很快，机体会产生不耐受反应，引起很多不良反应，最常见的就是男性乳房发育伴女性化，乳房有触痛，有时伴溢乳。以上均是正常不良反应，患者不用过于担心。通常乳房胀痛轻微，可自行缓解；如胀痛严重，需要及时咨询医生是否减量或停药。

10 甲地孕酮与甲羟孕酮有什么不同？

甲地孕酮与甲羟孕酮都是孕激素，主要通过抗雌激素发挥作用，常用于治疗晚期乳腺癌、子宫内膜癌、前列腺癌和肾癌。两者结构相似，药理作用也类似。因为是孕激素，所以对人体脂质代谢有一定影响。临床上，甲地孕酮可使患者增重发胖，对于中晚期肿瘤患者有益，可用于改善晚期患者恶病质情况并提高食欲；而甲羟孕酮对于改善食欲的作用不明显，对体重影响也不大。

⑪ 为什么糖尿病患者服用甲羟孕酮时可能需要调整剂量?

甲羟孕酮是临床治疗乳腺癌、子宫内膜癌、前列腺癌、肾癌等的常用辅助治疗药物,大剂量使用本品可抵消雌激素对于肿瘤细胞生长的滋养效应,且对激素治疗敏感细胞具有直接的细胞毒性作用,同时还可改善患者精神状态,减轻化疗药物带来的不良反应。另外,甲羟孕酮属于孕激素,可能影响患者体内糖代谢,促进糖原合成,有升高血糖的作用。故糖尿病患者服用甲羟孕酮时需要检测血糖变化,若血糖持续升高可能需要对症处理,如遇特殊情况,患者需要在医生指导下调整用药剂量。

⑫ 同类药物来曲唑与阿那曲唑有何区别?

来曲唑和阿那曲唑同属于第三代芳香化酶抑制剂,药理作用相似,均通过特异性抑制芳香化酶、降低雌激素水平来抑制肿瘤生长。两者适应证类似,均用于绝经后早期乳腺癌、绝经后晚期乳腺癌和雌激素受体阳性早期乳腺癌的辅助治疗。因药理作用相同,故两者常见不良反应相似,如乏力、头痛、潮热、多汗、关节痛等。在疗效上,临床研究结果显示来曲唑稍高于阿那曲唑,但相关研究表明阿那曲唑引起的缺血性心脏病、心衰、脑血管意外等心血管疾病发生率较低。综上所述,两者差异并不明显。因此,患者在服用时应根据自身差异关注相关不良反应,选择药品时应遵医嘱,不可随意换药。

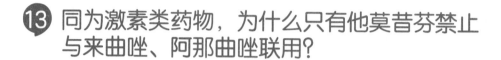

13 同为激素类药物，为什么只有他莫昔芬禁止与来曲唑、阿那曲唑联用？

他莫昔芬与来曲唑、阿那曲唑的药理机制不同。他莫昔芬与雌激素化学结构相似，可与雌激素受体牢固结合，从而阻止雌激素发挥作用；而来曲唑和阿那曲唑是选择性的芳香化酶抑制剂，通过阻止雄激素转变为雌激素而发挥抗癌作用。研究证明，他莫昔芬与来曲唑联用时，治疗效果不仅没有增加反而大大降低，来曲唑血浆浓度降低37%，且不良反应因联用大幅度增加。以上可能与代谢酶有关，故他莫昔芬禁止与来曲唑、阿那曲唑等选择性芳香化酶抑制剂联用。

14 为什么伴有眼部疾病不建议使用他莫昔芬？

他莫昔芬可能会引起角膜异常、颜色视觉感知度下降、视网膜静脉栓形成和白内障等眼部疾病，且此类眼部反应发生率可随剂量的累积和用药时间延长而增加。一般内分泌治疗时间至少需要5年，现亦有文献提出用药时间可延长至10年，所以今后可能会有更多患者采用长疗程的他莫昔芬治疗，因此更需要关注他莫昔芬药物毒性的累积，尤其是眼部毒性，其对生活质量有直接影响。

他莫昔芬引起的视网膜沉积性病变是累积且不可逆的，停药并不能使病变区域减少，这与角膜病变、黄斑水肿等具有可逆性完全不同。故临床上在他莫昔芬治疗前，需要充分了解其可能引起或加重的眼部疾病，用药后须定期进行眼底检查，有突然视力减弱、视物模糊及眼部异物感时应立即至眼科就诊。本身有眼部疾病的患者，若使用他莫昔芬后眼部症状可能会进一步加重，所以这类患者禁止使用他莫昔芬。

⑮ 他莫昔芬会增加子宫内膜癌风险吗？

他莫昔芬会增加子宫内膜癌风险。他莫昔芬通过与雌二醇竞争受体蛋白而产生抗雌激素作用。绝经前患者使用本品治疗乳腺癌时（根据病情和高危风险等级确定是否要先进行人工绝经、卵巢功能抑制），可能引发子宫内膜增生、息肉、子宫内膜癌等，其中子宫内膜增生是常见不良反应，子宫内膜癌风险与服用本品时间和剂量有莫大联系。除本品外，肥胖、年龄增长、糖尿病、多囊卵巢、卵巢囊肿等均可增加子宫内膜癌的风险。绝经前，妇女子宫内膜会因为月经到来而脱落，一般不会异常增厚，不需要超过常规妇科检查以外的额外监测。而绝经后女性服用他莫昔芬时，则应严密监测是否出现子宫内膜增厚或阴道不规则出血等症状。接受本品治疗的患者若出现非经期阴道出血、阴道分泌物增多、盆腔压迫或疼痛等，应及时就医。

⑯ 依西美坦和来曲唑能换着服用吗？

依西美坦和来曲唑不能换着服用。从药理作用上来说，来曲唑属于可逆性的芳香化酶抑制剂（AI），依西美坦则属于不可逆的 AI，抗雌激素作用更为彻底。通常，应用来曲唑治疗一段时间后的患者，换用依西美坦后可能会有一定的效果，但因为这两种药物的药理作用是一致的，耐药原因也大体相同，换药并不能带来显著效益，所以常规不建议患者换着服用同类药物，具体治疗方案需咨询医生。

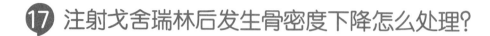

⑰ 注射戈舍瑞林后发生骨密度下降怎么处理?

戈舍瑞林是一种促黄体生成素释放激素类似物,使用后可抑制垂体促黄体生成激素的分泌,完全抑制性腺激素分泌,从而引起男性血清睾酮和女性血清雌二醇的下降,进而引起患者骨密度下降。故在用药期间,可服用双膦酸盐、维生素 D、外源性钙剂等,以预防钙质丢失;还可食源性补充牛奶、海参、木耳、奶制品等含钙食物,并坚持每日 30 分钟户外锻炼。在停止使用戈舍瑞林后的 6 个月左右,人体激素会恢复到基本正常水平,骨密度也会逐渐恢复。

⑱ 亮丙瑞林注射时有什么需要注意的?

因为亮丙瑞林口服无效,所以只能注射,又因亮丙瑞林静脉注射可能引起血栓,所以采用皮下注射。配制完成应立即使用。

注射时,应选择上臂、腹部、臀部的皮下脂肪层稍厚处注射,不得扎破血管且每次须变更位置,不能在同一部位重复注射,防止生成硬块(因为是缓释制剂,生成小硬块不必过于担心,后期会慢慢消退)。注射后也不能按摩注射部位,以免药水漏入毛细血管。

本品药理作用为抑制垂体 – 性腺轴,减少促性腺激素分泌,降低性激素含量,从而产生抗肿瘤作用。使用本品时,必须严格按照疗程给药,如果错过给药时间,抑制作用消失,性激素会升高,引起临床症状一过性加重。

本品会降低性激素(主要是雌二醇和雄激素),易引起骨质疏松,应及时补充钙剂。

⑲ 为什么有的患者只用 3.75mg 的亮丙瑞林，有些却需要使用 11.25mg？

亮丙瑞林为微球缓释制剂，有 1.88mg、3.75mg 和 11.25mg 等多种规格，不同规格有不同用法和适应证。前两种规格为 4 周 1 次，11.25mg 的亮丙瑞林为 12 周 1 次。1.88mg 的亮丙瑞林常用于治疗女性伴月经过多、下腹痛、腰痛等的子宫肌瘤和中枢性性早熟，3.75mg 的亮丙瑞林用于治疗子宫肌瘤、前列腺癌和雌激素受体阳性的绝经前乳腺癌等，11.25mg 规格与 3.75mg 规格的亮丙瑞林适应证类似，用于治疗前列腺癌、绝经前乳腺癌和中枢性性早熟等。临床研究证明，患者体重、身体功能、基础疾病、肿瘤分级等均会对药物疗效产生影响。故医生会结合患者个体情况综合考虑用药。

⑳ 注射亮丙瑞林后情绪一直比较低落是正常情况吗?

抑郁症属于亮丙瑞林不良反应之一。本品用于子宫内膜癌、子宫肌瘤和绝经前乳腺癌时，会完全抑制卵巢功能，导致患者血清中雌激素水平快速降低，引发多种围绝经期样不良反应，包括潮热、失眠、头痛、性欲减退等，也会出现更年期综合征样的精神抑郁状态，表现为情绪低落、困倦、思维迟缓、记忆下降等。故用药后应密切观察患者状态，给患者适当引导，放松心情。

21 注射亮丙瑞林后，只有骨头疼才证明药物在发挥作用，这种说法正确吗？

本品为中枢性抑制性激素分泌药物，会大幅降低血清中雌激素含量，引起围绝经期样不良反应，包括潮热、失眠、关节酸痛、骨质疏松等。患者在注射醋酸亮丙瑞林微球后，体内雌激素大量缺失，引发关节僵硬肿痛、全身酸痛等不良反应，同时钙质吸收异常，易致骨质疏松，从侧面说明药物在体内发挥作用。一般在关节疼痛处热敷、按摩，并及时补充钙剂等可以缓解疼痛，必要时对症用药，实在无法忍受疼痛时可在医生指导下对药物进行减量或停药处理。

22 注射氟维司群后，为什么没有必要再检测雌激素水平？

氟维司群是一种竞争性雌激素受体拮抗剂，其结构类似于雌二醇，与雌激素受体亲和力强。激素水平检测时，氟维司群易与检测抗体结合，导致雌二醇结合减少，干扰雌二醇含量检测，并且可能导致雌二醇水平假性升高。所以，注射氟维司群后不应检测雌激素水平。

❷❸ 同为抗雌激素的内分泌治疗药物，芳香化酶抑制剂与氟维司群有什么区别？

● 作用机制不同

芳香化酶抑制剂（如阿那曲唑、来曲唑）是通过选择性抑制芳香化酶，减少雌酮生成，最终降低血清中雌二醇水平而发挥抗肿瘤作用。氟维司群是雌激素受体调节剂，与雌激素受体结合后不激动受体（无雌激素样作用），下调雌激素受体蛋白水平，最终阻断雌激素滋养作用而抗肿瘤。

● 适应证相似又有不同

芳香化酶抑制剂用于绝经后晚期乳腺癌、雌激素受体阳性早期乳腺癌等。氟维司群则主要用于抗雌激素治疗中或治疗后复发进展的雌激素受体阳性晚期乳腺癌或转移性乳腺癌。

● 药效不同

从本质上来说，阿那曲唑能抑制雌激素合成，但长期的雌激素剥夺导致雌激素受体超敏，是芳香化酶抑制剂类药物耐药的原因之一；而氟维司群会与雌激素受体牢固结合，从根源上减少雌激素与雌激素受体结合。

另外，有研究证明在阿那曲唑用药一段时间后，继而使用氟维司群，或者阿那曲唑与氟维司群两者联用均比阿那曲唑单独治疗更有效果。

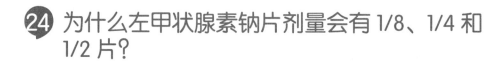

24 为什么左甲状腺素钠片剂量会有1/8、1/4 和 1/2 片？

左甲状腺素钠片主要用于甲状腺癌术后抑制治疗、甲状功能减退的替代治疗等，患者个体化差异大，日剂量应根据实验室检查及临床检查结果来确定。笔者医院左甲状腺素钠片为50μg，一般甲状腺激素治疗从低剂量开始（1/2 片），年纪大的患者则需从1/4 片开始，每2~4 周后根据患者血清中甲状腺素、促甲状腺激素等激素浓度进行调整，逐步增量直至达到最佳维持剂量。临床研究表明，体重较轻的患者采用低剂量左甲状腺素钠片给药就有明显效果。医生会根据患者血清甲状腺激素报告轻微调整剂量，就会出现1/8、1/4 和 1/2 片。

25 前列腺癌患者应用比卡鲁胺后，前列腺特异性抗原含量持续上升怎么办？

前列腺癌患者应用比卡鲁胺后，前列腺特异性抗原含量不断上升，被称为前列腺癌的去势抵抗。通常前列腺癌患者手术去势后，肿瘤失去了雄激素滋养作用，体积会明显缩小。但有些患者不愿去势，或不适合去势，需要进行内分泌治疗，比如服用比卡鲁胺降低雄激素水平。一旦内分泌治疗出现耐药的情况，前列腺特异性抗原含量就可能出现一直上升的状态。有些前列腺癌患者会经历类似的过程，这时就需要及时就医，根据具体病情选择更有效的抗雄激素药物（如阿比特龙、恩扎鲁胺等）。

㉖ 感冒患者服用恩扎鲁胺有什么需要注意的?

恩扎鲁胺口服剂量为每天 1 次，每次 4 粒（160mg），食物对其吸收无影响，饭前、饭后均可。每日需定点服用，不能与吉非罗齐、伊曲康唑、利福平等合用。

患者感冒后，需谨慎同时服用对乙酰氨基酚和恩扎鲁胺。恩扎鲁胺为强效酶诱导剂，参与多种酶和转运体的合成，在代谢和体内消除时会与部分药物发生相互作用。对乙酰氨基酚和恩扎鲁胺合用后，患者肝损伤风险增加，慎联用。

㉗ 为什么化疗前要服用地塞米松，吃 7 颗、10 颗和 27 颗有什么区别?

地塞米松是一种肾上腺皮质激素药，有抗炎、抗过敏、抗休克等多种药理作用。化疗药物有许多不良反应，如紫杉醇易引起超敏反应，多西他赛易引起水尿潴留，培美曲塞易发生皮肤反应。为了减少化疗药物的不良反应，一般要在化疗前预先服用一定量的地塞米松。地塞米松服用剂量与所用化疗药物、是否初次用药有关。若初次用药为多西他赛，需服用 8mg 地塞米松片；若为紫杉醇，需服用 20mg 地塞米松片；若为培美曲塞，需服用 4mg 地塞米松片。另外，因每次化疗前均用地塞米松预处理，多次化疗后患者体内地塞米松浓度较高，也容易产生激素类药物不良反应，故医生会提出一些简化预处理方案，在确定前两个化疗周期使用地塞米松进行常规预处理后未发生超敏反应，从第三次化疗周期会酌情减少地塞米松的剂量，所以就会有各种不同的剂量，服用 7 颗、10 颗、27 颗、60 颗的都有。

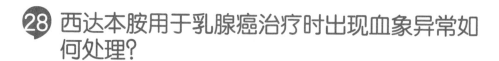

西达本胺用于乳腺癌治疗时出现血象异常如何处理?

西达本胺一般用于外周 T 淋巴细胞瘤患者，若与芳香化酶抑制剂（如依西美坦、阿那曲唑）联合则用于经内分泌治疗后进展的局部晚期或转移性乳腺癌患者，两者联用具有协同效应。芳香化酶抑制剂主要通过下调血浆中雌激素发挥作用，本身对血象影响不大，而西达本胺是组蛋白脱乙酰酶（HDAC II）的抑制剂，可抑制各类细胞增殖，使患者中性粒细胞、白细胞、血小板计数均有不同程度降低，故在两者联用后，每周需进行 1 次血常规检查，当出现 ≥ 3 级血液不良反应后（表 11），应及时就医，医师会根据具体情况对症处理和暂停用药。

表 11　血液不良反应分级及处理

不良反应	1 级	2 级	3 级	4 级	5 级
中性粒细胞减少	正常值下限 1.5×10^9/L	1.5×10^9/L~ 1.0×10^9/L	1.0×10^9/L~ 0.5×10^9/L	$< 0.5 \times 10^9$/L	死亡
白细胞减少	正常值下限 3.0×10^9/L	3.0×10^9/L~ 2.0×10^9/L	2.0×10^9/L~ 1.0×10^9/L	$< 1.0 \times 10^9$/L	死亡
血小板减少	正常值下限 75×10^9/L	75×10^9/L~ 50×10^9/L	50×10^9/L~ 25×10^9/L	$< 25 \times 10^9$/L	死亡

注：上述见于美国卫生及公共服务部《常见不良反应时间评价标准》4.0 版。

他莫昔芬服药期间，饮食有什么需要注意的?

他莫昔芬是经典的抗雌激素类药物，主要用于早期乳腺癌或复发转移的乳腺癌，是绝经前乳腺癌患者用药首选。内分泌治疗都需要长期用药，一般至少 5 年用药时间，所以在这么长的用药时间中注意饮食禁忌十分重要。首先，他莫昔芬是通过降低患者体内雌激素水平来发挥作用，所以减少食源性雌激素的摄入十分必要。雪蛤、蜂胶、蜂王浆、胎盘等含有天然动物雌激素的食物要少吃，植物类含有雌激素的主要是豆制品，如豆浆、豆腐，还有亚麻油、松花粉等都要尽量减少食用。再者，高脂肪、油炸食物容易导致肥胖，进而导致内分泌紊乱，所以此类食物也要少吃。总之，需要均衡饮食，不挑食，少吃高糖食物，每天适量运动，保持健康身心。

㉚ 应用他莫昔芬或托瑞米芬后，子宫内膜增厚了怎么办？

内分泌治疗一般 5 年起步，他莫昔芬和托瑞米芬类似，都是抗雌激素作用的非甾体药物，在长期的用药过程中，会产生部分雌激素样作用，刺激子宫内膜生长，所以子宫内膜增厚是他莫昔芬和托瑞米芬最常见的不良反应。如果乳腺癌术后，月经周期恢复，子宫内膜会随着月经周期定期脱落，一般不会异常增生。但如果化疗后患者身体虚弱，暂时闭经，有的需要半年以上时间才恢复月经，有的接近围绝经期，可能化疗后就绝经了。这些患者由于各种原因不来月经，而治疗期间又需要长期口服他莫昔芬来维持治疗，子宫内膜就会慢慢增生，并逐渐引起子宫内膜增厚、息肉、子宫肌瘤等，甚至产生更为严重的症状（子宫内膜癌）。故患者每年至少做 1 次妇科检查，及时检测子宫内膜变化。

㉛ 服用依西美坦快5年了，还需要继续服用吗?

依西美坦是第三代芳香化酶抑制剂，主要用于经他莫昔芬治疗后进展的晚期乳腺癌。对于内分泌敏感的患者（雌激素受体阳性），依西美坦服用时间至少需要5年，乳腺癌高危复发的患者甚至还需要延长至10年，且中途不可随意停药。如果患者已经服用依西美坦5年，病情控制良好，各项指标逐渐恢复正常，全面复查没有异常，建议在医生的指导下逐步减量至停药。但患者仍需每半年做1次全身检查，包括磁共振、胸部增强CT等，有利于及时发现病灶。如果患者属于高危易复发人群，建议继续服用至满10年。高危因素包括：①年龄，患者越年轻越高危。②肿瘤大于2cm。③肿瘤周围有脉管癌栓。④雌激素受体（ER）阴性，孕激素受体（PR）阴性。⑤ HER-2阳性。⑥低分化癌。⑦家族有乳腺癌遗传史等。有上述高危因素的患者更加不可随意停药，须遵医嘱按时服药。

第六章
免疫治疗用药

01 在抗肿瘤免疫治疗中，什么是 T 药、O 药和 K 药？

抗肿瘤免疫治疗中俗称的 T 药、O 药和 K 药分别对应的是阿替利珠单抗、纳武利尤单抗和帕博利珠单抗。

阿替利珠单抗为 PD-L1 抑制剂，主要用于联合化疗（卡铂和依托泊苷），一线治疗成人广泛期小细胞肺癌、肝细胞癌、非小细胞肺癌。

纳武利尤单抗作为我国批准注册的首个 PD-1 抑制剂，可用于治疗非小细胞肺癌、头颈部鳞癌以及晚期或复发性胃或胃食管连接部腺癌患者，是中国首个用于晚期胃癌治疗的免疫肿瘤药物。同样是 PD-1 抑制剂的帕博利珠单抗则可用于黑色素瘤、非小细胞肺癌、食管癌的治疗。

02 使用 PD-1 抑制剂治疗期间需要定期检测哪些指标？

PD-1 抑制剂通过阻止 PD-1 和 PD-L1 的结合，增加了肿瘤患者体内 T 细胞的抗肿瘤活性，从而杀伤和抑制癌细胞。然而，PD-1 抑制剂"间接地"利用患者自身的免疫系统进行治疗，会阻碍人体防止免疫过度激活的自然保护，因而也会影响正常组织，从而产生免疫相关的不良反应。

因此，PD-1 免疫治疗需要定期检测肝肾功能、甲状腺功能、心功能，监测血糖、骨髓抑制情况以及免疫介导的结肠炎、肺炎、皮疹等，并关注输液反应。

03 使用阿替利珠单抗后没有胃口吃东西要紧吗？

阿替利珠单抗用于小细胞肺癌的一线治疗，食欲下降的发生率可达25.5%。因此，当患者出现食欲不佳的情况，需根据进食减少的程度进行支持治疗。轻度胃口下降，可服用开胃的药物提高食欲。如同时伴有呕吐或腹泻，须及时就医，补充电解质，并采取止吐或止泻治疗。

04 伴有糖尿病的肺癌患者能用度伐利尤单抗吗？

度伐利尤单抗主要用于非小细胞肺癌的治疗，用药后可导致免疫相关的 1 型糖尿病，中位发病时间为 1.4 个月。因此，应用度伐利尤单抗治疗的患者需要监测血糖和糖尿病的临床症状。根据临床指征，遵医嘱决定是否启动胰岛素治疗，并根据严重程度决定是否中断度伐利尤单抗治疗，直到临床稳定。

05 甲状腺功能减退的肺癌患者使用度伐利尤单抗治疗需要注意什么？

使用度伐利尤单抗治疗的患者可能出现免疫相关的甲状腺疾病，包括甲状腺功能减退或亢进以及甲状腺炎。在初次治疗前和后续治疗期间，应定期监测患者甲状腺功能，并关注甲状腺疾病的相关临床症状。对于出现甲状腺功能减退的患者，在继续使用度伐利尤单抗的同时，需要使用左甲状腺素替代治疗。

06 度伐利尤单抗治疗期间出现皮疹怎么办?

度伐利尤单抗治疗后可导致免疫相关性的皮疹。如出现持续超过1周的中度或重度皮疹或皮炎,则需要给予泼尼松或等效的药物进行治疗,症状改善后,逐渐降低剂量,并根据严重程度决定是否中断或终止度伐利尤单抗治疗。

07 肝功能不全的患者使用卡瑞利珠单抗时需要调整剂量吗?

卡瑞利珠单抗主要用于晚期肺癌、肝癌、食管癌和霍奇金淋巴瘤的治疗。

目前还没有卡瑞利珠单抗对于轻中度肝功能不全患者的科学研究数据信息。总的来说,轻中度或中重度肝功能不全患者不推荐使用,轻微肝功能不全患者使用卡瑞利珠单抗无需进行剂量调整。另外,考虑到卡瑞利珠单抗可能引起免疫相关性肝炎,主要表现为丙氨酸氨基转移酶升高、天门冬氨酸氨基转移酶升高、γ-谷氨酰转移酶升高、胆红素升高等,因此肝功能不全的患者应在医师具体指导下使用卡瑞利珠单抗。

08 信迪利单抗治疗后出现的贫血或体重改变能通过饮食调整来解决吗?

信迪利单抗可用于晚期鳞状非小细胞肺癌、晚期肝癌的一线治疗。

信迪利单抗治疗后，会产生贫血的不良反应。此时，需要根据患者血红蛋白水平进行膳食的补充，如果贫血较严重，需要使用药物治疗。

此外，信迪利单抗这类 PD-1 抑制剂治疗后可引起营养相关疾病，包括体重增加和体重减轻，发生率 ≥ 2%，患者可通过饮食调整来缓解。

09 帕博利珠单抗治疗时需要关注哪些免疫相关不良反应?

帕博利珠单抗治疗后可能出现免疫相关的不良反应，包括：肺炎、结肠炎、肝炎、肾炎、严重皮肤反应、内分泌疾病（如肾上腺功能不全、垂体炎、糖尿病、甲状腺功能减退或亢进）等。医师应根据患者疾病情况及检查指标进行相应评估，按照免疫相关不良反应管理指南进行分级。如出现中重度免疫相关不良反应则需停用本药，同时给予泼尼松或等效的皮质类固醇治疗，直至缓解至轻度的级别后，开始逐渐减少皮质类固醇的剂量，持续减量至少 1 个月。如皮质类固醇无法控制出现的免疫相关不良反应，可考虑在医生指导下使用其他全身免疫抑制药。

10 应用替雷利珠单抗治疗时应关注哪些问题?

替雷利珠单抗可用于霍奇金淋巴瘤、非小细胞肺癌、尿路上皮癌等多种肿瘤的治疗。用药后最常见的不良反应包括皮疹、疲乏等，还可能出现免疫相关性不良反应，包括肺炎（可表现为呼吸困难、缺氧、咳嗽、胸痛）、结肠炎（可表现为腹痛、腹泻、黏液便、血便）、肝炎、肾炎、内分泌疾病（包括甲状腺疾病、垂体炎、肾上腺功能不全、高血糖症、1 型糖尿病）、皮肤不良反应（如皮疹、史－约综合征、中毒性表皮坏死松解症）、心肌炎、胰腺炎、脑炎、血小板减少症（可表现为牙龈出血、瘀斑、血尿）、神经系统不良反应（如外周神经毒性、重症肌无力）等。如果出现以上情况，可能需暂时或永久性停药。

虽然替雷利珠单抗在不同肿瘤治疗中所表现的不良反应有差异，但总的来说，伴有肝功能异常、甲状腺功能异常、高血压或贫血的患者还是要谨慎使用替雷利珠单抗进行治疗。

此外，由于替雷利珠单抗这类 PD-1 抑制剂治疗期间可能出现疲乏等不良反应，从而导致影响患者驾驶等操作的风险增加。因而，建议患者在驾驶或操作机器期间慎用该药物，直至确定该药物不会对其产生不良影响。

第七章
抗肿瘤辅助用药

01 治疗癌痛的止痛药有哪些？怎么选择？

治疗肿瘤患者产生的疼痛时，可根据疼痛的程度选择不同强度的止痛药物，主要包括治疗轻度疼痛的对乙酰氨基酚和非甾体类抗炎药物（塞来昔布、吲哚美辛）、治疗中重度疼痛的阿片类药物（吗啡、羟考酮），以及一些治疗病理性疼痛的抗抑郁药物或者抗惊厥药物、治疗癌症骨转移引起骨痛的双膦酸盐类药物、治疗炎性疼痛的糖皮质激素等。肿瘤患者应在医生指导下，根据疼痛评估情况，选择合适的止痛药物。

02 癌痛患者使用止痛药应该规律性用药还是疼痛难忍时再使用？

癌痛患者应该按照规定的时间间隔规律性服药，主要有以下好处：①按时给药有利于药物在体内保持稳定、有效的药物剂量，使用药更安全有效。②规律服药需要的镇痛药强度和剂量是最低的。③规律用药会避免痛觉过敏和异常疼痛等难治性疼痛出现。

现阶段普遍使用缓释药物制剂，建议用速效的阿片类药物确定用药每日总剂量，再折换成缓释的阿片类药物作为基础用药，如果再出现突然爆发的疼痛时，再服用速释的阿片类药物及时止痛。不同患者存在个体差异，服用阿片类药物时并没有标准的用药剂量，需要根据每个患者的疼痛程度，服用足够剂量的药物，尽可能缓解疼痛。同时，还需要判别患者是不是因为骨转移导致的骨破坏疼痛、是不是伴有神经病理性疼痛，考虑联合用药。

03 阿片类止痛药有哪些？有什么不良反应？

目前癌痛常用的吗啡、羟考酮、芬太尼都是阿片类药物。阿片类药物的常见不良反应有便秘、恶心、呕吐、嗜睡、瘙痒、头晕、认知障碍以及呼吸抑制等。在正常止痛剂量下，除了便秘之外，上述这些不良反应很多时候只是暂时性的或者患者可以接受的，恶心、呕吐、嗜睡和头晕等不良反应，大多数时候只出现在服用阿片类药物的最初几天。但是便秘症状会伴随阿片类药物止痛的整个过程，因此，大部分患者需要使用缓泻剂预防便秘。另外，呼吸抑制一般只会在超过正常剂量使用时才会出现。总之在用药过程中，患者一定要在医生或者药师的指导下合理用药，并且加强对不良反应的监测。

04 一旦服用了阿片类药物，会上瘾戒不掉吗？

很多肿瘤患者在使用阿片类药物时，会有此误区。实际上，在临床实践中，长期使用缓控释口服或者透皮贴剂等阿片类药物的癌痛患者出现成瘾的危险性很小。阿片类药物是否会产生成瘾性和药物剂型、给药途径甚至给药时间都有关系。例如，使用吗啡片比吗啡针不容易导致患者成瘾，羟考酮口服缓释制剂服药后能够使体内血药浓度保持平稳，不会出现高高低低的波峰波谷剧烈波动现象，长期服用成瘾性低。癌痛患者在正确使用阿片类药物的情况下所产生的身体耐受性和依赖性均为正常的药理学反应，与成瘾无关。

05 阿片类药物引起便秘时，怎么做可以改善症状？

首先要保持良好的生活方式：①多饮水：每日至少饮水 1500~2000ml。心衰、严重肾功能衰竭等特殊患者需要注意控制液体摄入量。②多吃富含膳食纤维的新鲜蔬菜、水果。③适当锻炼身体。④养成良好的排便习惯，即每天定时排便，排便时集中注意力。如果再出现便秘，根据便秘的严重程度选用适宜的缓泻剂，选用缓泻剂时，一定要在医生或者药师的指导下，综合考虑药物的作用特点和患者年龄、性别、身体状态等个体因素，谨慎选择合适的药物种类和剂量，尽量避免通便治疗时引起的电解质丢失、痉挛性腹痛等不良反应。虽然便秘是阿片类镇痛药物常见的不良反应，但只要引起重视，积极预防，可以使不良反应降至最小，帮助患者赢得抗癌无痛治疗，提高患者生活质量，甚至延长患者生存期。

06 吗啡片能替代吗啡针吗？

吗啡片与吗啡针是同种阿片类止痛药，两者没有本质区别。吗啡针作为注射液，可以静脉给药，也可以皮下注射，特点是起效很快，但是药物维持的时间比较短，也容易产生恶心、呕吐等不良反应，所以一般用于缓解突然爆发的疼痛，不适合慢性重度癌痛患者的长期止痛。吗啡片是口服剂，使用方便，起效较吗啡针剂稍迟。在剂量方面，10mg 吗啡针的止痛效果相当于 30mg 吗啡片。

07 羟考酮缓释片可以长期服用吗？止痛效果不能持续 12 小时怎么办？

阿片类药物是治疗中、重度癌痛的首选药物。长期使用阿片类止痛药时，首选口服给药。羟考酮缓释片是常用的缓控释阿片类药物，按时给药可以保持平稳的血药浓度，发生成瘾的危险性小。此外，呼吸抑制是阿片类药物严重的不良反应之一，而疼痛是呼吸抑制的天然拮抗剂，所以羟考酮缓释片在正常的止痛剂量下可以长期维持用药，患者用药期间仍需定期复诊。

然而，有些患者在服用羟考酮缓释片时，由于个体差异或者病情变化，会出现止痛作用不能持续 12 小时的情况，这时患者应及时就诊，根据医生的建议调整剂量，而不要自行增加剂量。

08 服用羟考酮缓释片期间出现嗜睡和精神恍惚怎么办？

使用羟考酮缓释片的过程中，患者出现嗜睡和精神恍惚的可能原因有：①羟考酮剂量偏大，过度镇静。②患者肝肾功能受损。出现类似症状时，患者应及时就诊，患者或家属有必要告知医生患者是否按时服药、出现症状的时间、近期的饮食、合并用药、病情变化等信息，以便医生根据患者情况及时进行对症治疗（解救），调整止痛方案。

09 塞来昔布有哪些不良反应?

塞来昔布是目前常见的缓解轻度癌痛的止痛药之一,属于非甾体抗炎药。相比其他非甾体抗炎药,其优点是具有较小的肾脏毒性。胃肠道不良反应是非甾体抗炎药最常见的不良反应,如果长期大量服用塞来昔布,胃肠道不良反应风险可能增加,所以既往有消化道出血以及溃疡的患者,需要谨慎使用并且加强监测。塞来昔布严重的不良反应之一是心血管事件,例如心梗、卒中等,可能导致致命风险,所以既往有心血管疾病的患者,使用该药需要慎重,并且注意用药剂量。塞来昔布的不良反应还包括肝毒性,主要表现为转氨酶升高,包括谷草转氨酶、谷丙转氨酶升高,对于中度肝损伤患者需慎重使用或者加强监测。此外,其他严重不良反应还有高血压、心衰、水肿、肾毒性等。总之在用药过程中,一定要在医生或者药师的指导下合理用药,加强对不良反应的监测。

10 咳嗽就可以服用可待因吗?

引起咳嗽的原因有很多,包括疾病因素,如呼吸道感染、胸内膜疾病、心血管疾病等;非疾病因素,如粉尘、过敏、异物,以及药物如血管紧张素抑制剂等。可待因可直接抑制延髓中枢,镇咳作用强而迅速,同时具有镇痛和镇静作用,主要用于干咳。由于可待因可能会引起依赖性和成瘾性,在排除非疾病因素引起咳嗽的情况下,可待因仅适用于其他药物治疗咳嗽无效时短暂使用。

⑪ 服用曲马多期间可以饮酒吗？长期失眠患者服用曲马多需要注意什么？

曲马多主要作用于中枢神经系统中与疼痛相关的受体，从而发挥止痛作用，一般在说明书的推荐剂量下，不会产生呼吸抑制作用。随着饮酒量的增加，乙醇对中枢神经的作用由兴奋变为抑制，服用曲马多期间饮酒，会协同增强曲马多的镇静作用，同时可能会协同增强呼吸抑制作用，所以服用曲马多期间，应尽量避免饮酒。

长期失眠的患者大多会服用一些安眠药辅助睡眠，而安眠药一般通过抑制中枢神经达到催眠和镇静作用，当和曲马多合用时可能会导致患者出现嗜睡等不良反应。因此，在开具曲马多时，患者要主动告知医生自己长期服用安眠药物，方便医生调整曲马多用药，保证用药的安全。

⑫ 化疗出现呕吐时可以使用哪些药物进行止吐？

恶心呕吐是化疗常见的不良反应之一，可引起脱水、电解质紊乱、虚弱和精神抑郁等，选择合适的止吐药进行辅助治疗对提高患者生活质量极为重要。常用的止吐药物有：5- 羟色胺受体拮抗剂（昂丹司琼、阿扎司琼等）、皮质激素类（地塞米松），神经激肽 -1 受体拮抗剂（阿瑞匹坦）等。根据化疗药物致吐性高低，可联合应用两三类药物。此外，甲氧氯普胺、沙利度胺（反应停）、精神类药物奥氮平等也可一起联合使用。

⑬ 化疗前医生开具了阿瑞匹坦胶囊，为什么 3 粒胶囊有 2 种剂量?

阿瑞匹坦胶囊 1 盒 3 粒，第 1 粒是 125mg，另外 2 粒都是 80mg。建议在化疗前 1 小时服用第 1 粒 125mg，剂量较大，可以迅速达到较高的血药浓度，第 2 天和第 3 天各服用 1 粒 80mg 阿瑞匹坦胶囊，保持平稳的血药浓度。这样 3 天就是一个疗程，可以起到更好的止吐作用。

⑭ 为什么化疗后易出现便秘?

首先，患者化疗后出现便秘与药物的不良反应有关。很多化疗药物会损伤胃肠道黏膜，引起恶心、呕吐、腹泻等消化道不良反应，直接导致便秘的化疗药物较少，但为了减少恶心、呕吐，一般会同时使用止吐药物，而部分止吐药物如昂丹司琼、托烷司琼等可减缓胃肠道的蠕动，从而造成便秘等症状。其次，化疗患者使用阿片类镇痛药物治疗癌痛时也会造成便秘。再次，这跟患者的饮食习惯改变有一定关系。患者化疗后食欲下降，进食减少，大便量随之减少，再加上喝的水分不足或者没有补充足够的膳食纤维，不能为胃肠道运动提供动力，粪便得不到一定的软化而诱发便秘。另外，患者化疗后通常会比较虚弱乏力，卧床时间较多，活动量减少，进而胃肠道蠕动减弱，也会导致便秘产生。

⑮ 若接受化疗时发生便秘可选择哪些药物进行治疗？

当患者化疗后出现便秘，可先考虑饮食调理，平时多吃一些富含膳食纤维的蔬菜和水果以促进胃肠道蠕动，还可以多喝水，适当增加运动。效果不佳时，可以在医师或药师指导下选择以下用药。

（1）缓泻药：可以选择效果比较温和的缓泻药物，常用的有乳果糖、小麦纤维素等。

（2）促进胃肠道蠕动的药物：如莫沙必利。

（3）益生菌类：如复方嗜酸杆菌、双歧杆菌等。如果患者大便干结，难以排出，可以选择开塞露塞肛润滑、软化粪便，无效时可选择灌肠导泻。

⑯ 升白细胞药物有哪些？

通过基因重组的人粒细胞刺激因子和粒细胞巨噬细胞刺激因子是常用的升白细胞药物，二者均作用于造血祖细胞，刺激粒细胞、巨噬细胞增殖分化与成熟，能够预防或治疗白细胞减少。升白细胞注射液分为长效"升白针"和短效"升白针"两大类，长效的主要有硫培非格司亭注射液、聚乙二醇化重组人粒细胞刺激因子注射液等，短效的有人粒细胞刺激因子注射液等。另外还有口服升白药物，如利可君、生血宝合剂、生白合剂等，起辅助升白作用。

17 如何选择长效和短效"升白针"？

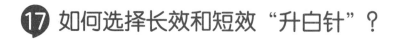

短效"升白针"可用于治疗或预防抗肿瘤药物引起的白细胞或中性粒细胞减少，制剂便宜，临床应用较久。疗效维持时间短，需要每天注射，通常需要连用 2~3 天，使用灵活，可根据血常规变化及时停药，不易升白细胞过度，需每隔 2~3 天抽血查血常规。

长效"升白针"主要用于预防，作用时间长，使用简便，但价格昂贵，化疗结束后 24 小时使用，一个化疗周期注射 1 次即可，需与下次化疗间隔一定时间，血常规检查间隔也可拉长，通常 1 周 1 次即可。

18 化疗后若需要使用"升白针"，需要如何保存？

"升白针"即用来提高白细胞（主要是中性粒细胞）的注射剂，是利用生物基因工程合成的粒细胞集落刺激因子。药品要严格按照说明书的储存要求进行储存，一般储存条件是 2~8℃冷藏，避光保存，不得冷冻或振摇。若患者在医院配了"升白针"，需要准备保温袋以及冷冻的冰块，然后将"升白针"放入，到家后要立即放入冰箱的冷藏室，以确保"升白针"的储存温度合理。

⑲ "升白针"即人粒细胞刺激因子引起的骨痛怎么缓解?

人粒细胞刺激因子对肿瘤化疗导致的中性粒细胞减少有较好的治疗效果,但易引发骨痛等不良反应。骨痛作为"升白针"常见的不良反应之一,在注射短效或长效"升白针"后均有可能出现。目前认为"升白针"注射后引起的免疫反应是导致组胺增加的重要原因之一,而组胺的释放可以引起骨髓的水肿及疼痛。一般情况下,疼痛程度较轻,可自行缓解;若疼痛影响生活质量,则无需强行忍受,可以使用药物缓解疼痛。若疼痛较轻,可使用非阿片类止痛药,常用的有塞来昔布、布洛芬;如果疼痛较强,可酌情使用弱阿片类镇痛药(比如曲马多)或强阿片类镇痛药(比如吗啡、美施康定和奥施康定)进行治疗;如果疼痛十分剧烈,需注射哌替啶或者吗啡注射液。除了应用止痛药物,还可以通过口服法莫替丁联合氯雷他定进行治疗。

⑳ 人白细胞介素 –11 该怎么用? 使用时需要注意什么?

人白细胞介素 –11 主要用于提升血小板的数量,对化疗后中重度血小板减少症的治疗具有较好的临床疗效,还可用于预防既往化疗发生过中重度血小板减少症(即血小板数 ≤ 50×109/L)患者的复发。本药物不宜在化疗过程中使用,应于化疗结束后 24~48 小时皮下注射 50μg/kg 或于发生血小板减少症后皮下注射 50μg/kg,7~14 天一疗程,血小板计数恢复后应及时停药。人白细胞介素 –11 易致水肿,患者用药后需注意监测自身体重，观察有无水肿出现，如出现体重迅速增加、肢体水肿，应及时联系医生。本药物应置于2~8℃避光冷藏，不可冷冻。

21 "升白针"和化疗药物为什么不能同时注射？需要间隔多长时间？

化疗所用的药物对所有增殖较快的细胞如血细胞、胃肠黏膜上皮细胞等都有杀伤作用，故而为了降低化疗对白细胞的杀伤，减轻骨髓抑制，防止"升白针"动员出来的白细胞被化疗药大量杀伤，需要在大部分化疗药物代谢排出体外后再用"升白针"，二者不可同时使用。一般建议化疗后间隔24~48小时再打"升白针"。如果是长效"升白针"，因为一次注射作用时间长达数天，所以下次化疗前的一段时间内都不建议再注射。如果间隔时间过近，不仅达不到升白的作用，反而会让骨髓抑制加重，且骨髓中的造血干细胞被反复动员损伤后，会导致患者的化疗耐受性进一步下降。

22 为什么不建议乳腺癌患者使用甲氧氯普胺止吐？

甲氧氯普胺是一种多巴胺-2受体拮抗剂，可对症治疗多种原因引起的恶心、呕吐。但甲氧氯普胺还可通过阻断下丘脑多巴胺受体，使催乳素抑制因子受到抑制，从而促进泌乳素的分泌，产生一定的催乳作用，且泌乳素可能与乳腺癌细胞的转移有关，因而不建议甲氧氯普胺用于因放疗或化疗而致呕吐的乳腺癌患者。

服用吉非替尼期间胃不舒服能否服用奥美拉唑?

吉非替尼在人体内的吸收与胃液的 pH 值有关,胃液 pH 值越高,吉非替尼的吸收越少,体内血药浓度越低。奥美拉唑是一种抑酸药,可使胃液的 pH 值升高,从而降低吉非替尼的血药浓度,影响药效,故服用吉非替尼期间应尽量避免使用奥美拉唑。不仅奥美拉唑,其他有抑酸作用的药物如质子泵抑制剂(药名中含拉唑)和 H_2 受体拮抗剂(药名中含替丁)也需尽量避免合用。若无法避免,请分开服用,间隔时间至少 6 小时。此外,抗酸药(如碳酸氢钠、铝碳酸镁等)也会降低体内吉非替尼的血药浓度,降低疗效,但由于这类抗酸药作用时间较短,可谨慎合用,需间隔 2 小时服用。服用吉非替尼期间胃不舒服可选择对胃 pH 值没有影响的胃黏膜保护药,如硫糖铝、替普瑞酮等。

❷❹ 吞咽困难或需要经胃管喂药的患者,奥美拉唑肠溶片或肠溶胶囊能碾碎服用吗?

奥美拉唑肠溶片或肠溶胶囊需要在小肠吸收后起效,肠溶结构可以保护奥美拉唑不被胃酸破坏,若碾碎则会导致奥美拉唑在胃酸中被破坏而失效,故奥美拉唑肠溶片或肠溶胶囊不可碾碎服用。为了确保药物到达小肠后才被吸收,对于吞咽困难或经胃管给药的患者,可考虑采用由肠溶微丸制成的片剂或胶囊,如奥美拉唑镁肠溶片、埃索奥美拉唑镁肠溶片便是常见的肠溶制剂,两者可在水中分散后服用。具体服法可咨询医生或药师,并按要求进行分散。

㉕ 在哪个时间段服用奥美拉唑效果最佳?

奥美拉唑是一种质子泵抑制剂,由于食物会延迟奥美拉唑的起效时间,因此患者在早餐前 0.5~1 小时服用本药能更好地抑制胃酸,使药效达到最佳。若每天用药 1 次,则早餐前 0.5~1 小时服用疗效最佳;若每天服药 2 次,除早餐前 0.5~1 小时服用 1 次外,第二次应于睡前再服用,可以抑制夜间胃酸分泌。

㉖ 复方甘草酸苷片是激素类药物吗?

复方甘草酸苷片是以甘草酸苷(甘草甜素)为主要成分的复方制剂,它的结构近似皮质类固醇复方甘草酸苷片,但不属于激素类药物。复方甘草酸苷片在临床使用过程中会产生假性醛固酮增多症状,如低血钾、体重增加、水钠潴留等,这些症状与激素的不良反应相似,因而患者易将复方甘草酸苷片误认为是激素药物。但实际使用时,复方甘草酸苷片对丘脑 – 垂体 – 肾上腺轴产生的影响较轻,激素样不良反应也较小。

㉗ 在家服用硫普罗宁需要注意些什么?

硫普罗宁可以用于多种原因引起的肝炎及肝硬化的早期治疗。硫普罗宁服用后一般 2~3 小时起效,药效维持 6~8 小时。当漏服硫普罗宁时,若距服药时间较短,请尽快补服,但若快到下一次服药时间(超过 2 次正常用药间隔时间的一半),则不再补服,直接于下一次服药时间服药。

硫普罗宁含有游离的化学活性基团，在光的照射下会发生变性从而失去药效或使药效降低，故需要避光保存。

㉘ 医生给开了1个月的双环醇片，服用完可以不继续用了吗？

双环醇片具有保护肝细胞的作用，用于治疗慢性肝炎所致的氨基转移酶升高，还有一定的抗病毒功效。双环醇片是不能突然停药的，突然停药很可能会使对肝细胞的保护中断，容易导致病情的复发。一般双环醇片的疗程不短于6个月，应逐渐减量停药或遵医嘱。用药期间患者应按时复诊，在医师的指导下调整服药的频率和剂量，不能擅自停药，以免延误治疗加重病情。

㉙ 化疗后肝损伤，转氨酶升高，可以用什么药治疗？

化疗后若出现肝损伤症状，可适当使用一些抗炎保肝类药物。抗炎保肝药物较多，常用的有以下几类。

（1）肝细胞膜保护剂：以多烯磷脂酰胆碱为代表，可修复肝细胞膜。

（2）抗炎药物：以复方甘草酸苷、甘草酸二胺为代表，有很强的抗炎保肝作用。

（3）抗胆汁淤积药物：对肝脏有调节作用，如熊去氧胆酸、腺苷蛋氨酸。

（4）抗氧化药物：代表药物有还原性谷胱甘肽、水飞蓟素等，有保肝作用。

（5）解毒药物：如硫普罗宁。

30 哪些患者不适用熊去氧胆酸片？

（1）患有胆囊或胆管疾病的患者，如胆道阻塞、急性胆囊炎、胆管炎、胆石性胰腺炎、胆绞痛、胆管痉挛、胆结石、胆囊不能正常收缩的患者，这些患者都不适合服用熊去氧胆酸片。

（2）对熊去氧胆酸的任何成分有过敏或不耐受表现的患者，也不适合使用熊去氧胆酸片。

（3）严重肝功能衰竭患者禁用熊去氧胆酸片。

31 紫杉醇化疗时为什么要用西咪替丁、苯海拉明、地塞米松做预处理？

紫杉醇化疗时使用西咪替丁、苯海拉明、地塞米松进行预处理，是为了减少过敏反应的发生。如不予预处理，紫杉醇化疗中过敏反应发生率较高。该不良反应主要是由增溶剂聚氧乙基代蓖麻油引起的，偶见紫杉醇致敏。静脉滴注紫杉醇注射液会引起组胺释放，产生 I 型变态反应，这是紫杉醇引发过敏反应的主要机制。为了预防严重过敏反应，应在化疗前给予 H_1 受体阻断剂苯海拉明、H_2 受体阻断剂西咪替丁、糖皮质激素地塞米松进行预处理。H_1、H_2 受体阻断剂可与组胺竞争性拮抗 H_1、H_2 受体，从而使组胺介导的过敏反应受到抑制；糖皮质激素可减少过敏介质的产生，抑制因过敏反应产生的过敏性充血、水肿、渗出、皮疹、平滑肌痉挛等病理变化。使用地塞米松、苯海拉明、西咪替丁进行预处理后，紫杉醇化疗中过敏反应发生率显著降低，严重过敏反应更是极少发生。

32 酪酸梭菌活菌片、复方嗜酸乳杆菌片和双歧杆菌三联活菌胶囊都是益生菌，应该如何选择？在储存上又有什么要求？

首先，这 3 种药都属于益生菌，能够有效地帮助患者调节肠道菌群，但在适应证上有所区别，患者应根据症状选择需要的药品。

酪酸梭菌活菌片的主要益生菌是酪酸梭酸活菌，还可以帮助双歧杆菌的生长，对肠道菌群紊乱所致的消化道症状有较好的疗效。应置于常温、密闭、干燥、避光处保存。

复方嗜酸乳杆菌片主要成分为日本株嗜酸乳杆菌、粪链球菌以及枯草杆菌，可调节肠道菌群失调引起的肠道症状，如轻型急性腹泻。应置于遮光、密闭且不超过 20℃处保存。

双歧杆菌三联活菌胶囊的主要成分为嗜酸乳杆菌、粪球杆菌和长型双歧杆菌，主要治疗因肠道菌群失调引起的腹泻、便秘、消化不良及腹胀，还可辅助治疗因肠道菌群失调引起的内毒素症状。应于 2~8℃下避光保存和运输。

33 顺铂化疗时，谷胱甘肽的使用剂量有什么要求吗？

谷胱甘肽是一种护肝药，有解毒功效，常用于化疗的辅助治疗，用来减轻化疗造成的损伤。谷胱甘肽用于化疗解毒时，第 1 天的药物浓度为 $1500mg/m^2$，用量应根据人体表面积计算，在化疗前 15 分钟内将药物溶解于 100ml 生理盐水或 5% 葡萄糖注射液中，配置得到的溶液应于 15 分

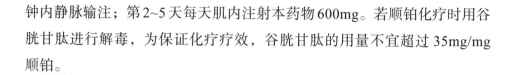

钟内静脉输注；第2~5天每天肌内注射本药物600mg。若顺铂化疗时用谷胱甘肽进行解毒，为保证化疗疗效，谷胱甘肽的用量不宜超过35mg/mg顺铂。

㉞ 为什么使用唑来膦酸期间不能拔牙？

长期使用唑来膦酸等双膦酸盐类药物可导致罕见的下颌骨坏死。使用唑来膦酸化疗期间，应用糖皮质激素、拔牙、植牙、牙周疾病及口腔感染等均为发生下颌骨坏死的危险因素，患者如果要使用唑来膦酸进行治疗，必须事先进行牙科检查，处理好口腔问题后再进行治疗。一旦开始使用唑来膦酸（双膦酸盐类）治疗，就要尽量避免拔牙、种牙等侵入性操作，否则会诱发或加重颌骨坏死。如果必须要进行牙科手术，手术范围应尽量小，且尽量选择保守治疗。

患者如果使用了唑来膦酸，半年之内是不建议拔牙的，半年后能否拔牙，应到医院做综合评估。因此，患者在使用唑来膦酸期间应保持良好的口腔卫生，从而减少口腔疾病的发生。

㉟ 化疗常用的细胞保护剂有哪些？

在化疗过程中，药物会杀害机体的正常细胞，降低机体免疫功能，这时候可以使用细胞保护剂来尽可能地减轻这种伤害。美司钠、右雷佐生和氨磷汀是临床上最常见的三种细胞保护剂。其中美司钠和右雷佐生是保护特定器官的特异性细胞保护剂，美司钠用于预防环磷酰胺、异环磷酰胺等化疗药物的泌尿道毒性，右雷佐生可降低多柔比星、表柔比星等蒽环类化疗药的心脏毒性。而氨磷汀则是广谱细胞保护剂，可减轻化疗药物所产生的肾脏、骨髓、心脏、耳及神经系统的毒性，还可降低放疗引起的口腔干燥和黏膜炎的发生率，但并不会影响化疗与放疗的疗效。

36 氨磷汀是什么药，为什么建议躺着注射？

氨磷汀是一种正常细胞保护剂，半衰期极短，代谢非常快，只能在肿瘤患者放化疗前 30 分钟静脉滴注，15 分钟滴完。使用氨磷汀期间，可能会出现低血压，故用药期间及用药后 15 分钟内均采用平卧位，不要迅速起身，否则可能出现头晕或晕倒，坐躺后要缓慢起身，上下楼梯时也要小心。

37 化疗的同时使用美司钠有什么作用？

环磷酰胺、异环磷酰胺、氯磷酰胺等化疗药物有泌尿道毒性，表现为出血性膀胱炎（包括重度溃疡和坏死）、血尿（可能为重度）、泌尿道上皮刺激症状（尿痛、尿不尽、尿频、夜尿和尿失禁等），以及膀胱纤维化、膀胱容量小、毛细血管扩张、反复血尿和慢性膀胱刺激等症状。使用美司钠可预防这类药物的泌尿道毒性。

美司钠是一种无药理学和生理学活性、无毒性的硫醇化合物，在体内迅速经酶的作用形成代谢物，并迅速运送到肾脏消除，在肾小管上皮内，大量的美司钠代谢物再降解后与尿液中环磷酰胺和异环磷酰胺的代谢产物发生化学反应，形成无毒性的加成化合物，从而起解毒保护作用。此解毒过程仅在肾脏和输尿管中进行，故美司钠不会影响环磷酰胺这类化疗药的全身不良反应和抗肿瘤效应。

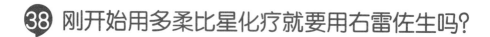

38 刚开始用多柔比星化疗就要用右雷佐生吗?

右雷佐生可减少多柔比星相关心脏毒性的发生率,并降低其严重程度,目前临床适用于接受多柔比星治疗累积量达 $300mg/m^2$ 的患者。指南推荐首次使用蒽环类药物前就应该使用右雷佐生,并且每次使用蒽环类药物时都重复使用右雷佐生,以有效预防蒽环类药物心脏毒性。用药顺序为先给右雷佐生,再给予蒽环类药物治疗。

39 既往使用过双膦酸盐的患者是否可以与地舒单抗联合治疗,或者转换成地舒单抗治疗?

双膦酸盐和地舒单抗均为骨吸收抑制剂,因此不建议联合用药,当出现以下情况时,经评估后,使用双膦酸盐治疗的患者可以转换成地舒单抗治疗。①肾功能不全。②不能耐受双膦酸盐类的不良反应。③对于使用双膦酸盐依从性不佳。④双膦酸盐治疗期间发生新的脆性骨折。

40 用药指导上康复新液的用法写的是含漱,可以咽下去吗?

康复新液含漱或口服使用都可以,还可外用,具体用法要依据患者的病情。康复新液可通利血脉、养阴生肌。口服时应按医嘱剂量服用,用于瘀血阻滞、胃痛出血、胃或十二指肠溃疡以及阴虚肺痨、肺结核的辅助治疗。如果是口腔有伤口,如口腔黏膜溃疡等,可使用康复新液含漱 3 分钟左右再咽下或吐掉，对溃疡处的口腔黏膜具有很好的修复作用。外用用于溃疡、瘘管、烧伤、烫伤、褥疮的创面。皮肤伤口外用时，用医用纱布浸透药液后敷患处；感染创面先清创后再用本品冲洗，并用浸透本品的纱布填塞或敷用。

41 使用重组人促红素注射液期间有哪些注意事项?

①重组人促红素注射液主要用于肾性贫血及骨髓抑制性化疗引起的贫血，也可用于外科围手术期的红细胞动员，但不能用于其他贫血（如胃肠道出血，缺铁或叶酸、溶血等引起的贫血）。②未控制的重度高血压患者不可使用本品，感染患者宜控制感染后再用。③本品可刺激患者肿瘤生长，不宜过度使用，用药期间应定期检查血红蛋白浓度或红细胞压积（用药初期每星期 1 次，维持期每 2 星期 1 次）。④使用本品有时会引起血清钾轻度升高，应适当调整患者的饮食。⑤用药后可能引起血压升高、缺铁，故用药期间还需监测血压，适当补充铁剂。⑥用药 90 天内癫痫发生的风险增加，尽量避免开车或操作重型机械。⑦应将本品置于 2~8℃冷藏保存。

42 海曲泊帕乙胺醇片有什么作用?

海曲泊帕乙醇胺片是一种新型的升血小板药物，是口服的小分子非肽类血小板生成素受体激动剂，能刺激巨核细胞增殖和分化产生血小板而发挥升血小板作用，与重组人血小板生成素相比作用机制相似而靶点不同。临床用于治疗慢性原发免疫性血小板减少症成人患者与重型再生障碍性贫血成人患者。目前本药尚未被批准用于化疗相关性血小板减少症，但因为化疗所致血小板减少症治疗困难，一旦出血，后果严重，所以如果患者应用白介素 –11 和 / 或血小板生成素治疗后效果不佳，可以考虑使用本药物。

43 地舒单抗可以持续用多久？是否有药物假期?

药物假期主要是针对抗骨质疏松药（双膦酸盐类药物）提出的，是指长期使用某种药物后需要停用一段时间。当延长该药物治疗没有额外获益或者延长该药物治疗可能增加不良反应的发生率时，该药物就存在药物假期。地舒单抗注射液的主要成分是一种人免疫球蛋白 G2，主要用于多发性骨髓瘤和实体瘤骨转移患者中骨相关事件的预防，还可用于治疗不可手术切除或者手术切除可能导致严重功能障碍的骨巨细胞瘤，包括成人和骨骼发育成熟的青少年患者。地舒单抗长期治疗可持续提升各部位骨密度，无平台期。与双膦酸盐类药物的作用机制不同，地舒单抗不会在骨基质中沉积，其抑制骨转换的作用具有可逆性，停药后骨密度在 1~2 年内回落至治疗前水平，骨折风险回升，因此地舒单抗的使用没有药物假期。

第八章
我和肿瘤的那些事

情怀

下午，我一直在药房窗口忙碌着，快到下班时，窗口取药的患者逐渐稀疏了起来。就在这时，来了一位大姐，递给我一张就诊卡。我取过卡片，在电脑上操作后，将药品调配单递给后台调配药师。一抬头，发现她人已在远离窗口几米的地方并朝我微微点头。我很是好奇，窗口现在人并不多啊，"你不是拿药吗？站那么远干啥"？

她凑近下说："我刚刚做了ECT。"说完马上又往后退了几步，我瞬间就被感动到了。

ECT又称放射性核素骨显像，常用于甲状腺、骨骼等部位肿瘤的检查，显像原理是将显像剂（核素）引入人体内，经过代谢以后在病变部位与正常组织之间形成了放射性浓度差异，经过计算机处理再成像而得以显示结构和功能信息。核素是放射性药物，有辐射性，和所有的药物一样，起效有一定的剂量要求。刚做完ECT检查的患者体内有一定量的放射性药物，人体就是一个射线发射器（辐射源）。只有当核素在体内消除到合理的剂量，即辐射剂量达到安全范围时，患者才可以接触其他人，尤其是孕妇和小孩。

可我在医院这么多年，还是第一次碰到患者主动远离，避免让我们受到伤害。虽然每天都会有患者做ECT检查，但在这个环境中，只要患者没有主动避让意识，我们肯定难免会受到一些辐射。记得病房有怀孕的护士说，为了区分是否做过ECT的患者，特地在衣服上别上辐射报警仪，经常会有报警声响起。

乘着后台药师调配药品的间隙，隔着远远的，我和王大姐聊起了天。

"你什么时候做的ECT啊？"

"中午。我上个月刚做了甲状腺手术，这个月来复查，医生给开了

ECT 骨显像检查。"

"你知道 ECT 有辐射啊？"

"我上次住院的时候做过，护士和医生都和我说过。做完检查，我都不敢去找医生，刚才在门诊门口的小花园里坐了 3 小时。刚刚给我检查的医生说，最好是一个人待满 24 小时。但是怕你们下班，没办法，赶紧去找医生。电梯里人多，我走的楼梯，还好楼层也不高。不过，我一直在喝水，你看。"喝水可以加快放射性药物的消除和排泄。

大姐举起手中的杯子说："我已经喝了一大杯了，不知道哪里可以加开水？"

"你把杯子给我，我给你加。"

我把杯子递给后台的实习生，让她把大姐的杯子加满水。顺手接过调配好的药品。

我接过药筐，药筐里摆着 2 种药：左甲状腺素片和碳酸钙片。左甲状腺素片，一种因甲状腺功能不足而起到替代作用的药物。

我告诉她："左甲状腺素片，1 天 1 次，1 次 1 片，早上空腹服。"

"1 日 1 次，有没有时间规定？出院以后，我都是早饭前半小时服用的。"

"早上服用是对的，你不是缺甲状腺激素嘛，早晨是甲状腺激素正常释放的时候，因此最好是早上一起来后就服用，空腹有利于左甲状腺素钠片在小肠吸收，在饭前 1 小时以上更好。而且食物、饮料对左甲状腺素钠片都有影响，所以一定要用白开水吞服，不能喝牛奶或者豆浆这些含钙的食物。左甲状腺素钠片与这类食物同服时其吸收率会降低很多，药物浓度达不到，就会影响治疗效果。"

"对了"，我犹豫了一下，看了一眼电脑，51 岁。然后说道："你有高血压吗，有没有在吃药？"

"有，高血压有的。去年体检的时候发现的，一直在服降压药。"

"高血压药也是早上服的，那你左甲状腺素钠片服完以后过 1 小时以后再服。要是还要吃点维生素片或者滋补品这类的都要间隔 1 小时。反正一个原则，吃其他东西，尽量避开左甲状腺素钠片，间隔时间越久越好。"

我又拿出第二种药物碳酸钙片。碳酸钙片可以补充体内的钙元素。甲状腺癌患者在手术中，如果损伤或者切除了甲状腺，体内血钙水平下降，就需要人为干预，服用钙片。

"这个钙片也是 1 天 1 次的。晚上睡觉前服。"

"我年纪大了，要服那么多药，怕记不住。这个钙片可不可以也早上服呢，比如和高血压药一起服。"

"可以是可以，但是晚上睡觉前服吸收最好。这个时候，我们体内钙水平比较低，缺钙的人腿抽筋、磨牙不都在晚上睡觉的时候吗？再说你不是在服左甲状腺素钠片吗？钙片和它至少要间隔 4 小时。一早一晚正合适。"

王大姐连连点头，"对对对，是这样的。那我还是晚上服吧"。

"多吃点蔬菜、水果，比如橘子这类含维生素 C 高的，钙片的吸收会好一点。可乐这些碳酸饮料是不能喝的，你这么大年纪了，应该也不太会喝。平时多出去走走，晒晒太阳，补钙。"

不知不觉，我和王大姐聊了这么多，占用了挺长时间。接近下班时间，虽然取药的患者不多。但旁边窗口的同事还是稍显忙碌了。我赶紧将她的水杯还给她，接着为下一次患者服务。

下班后，我的心情还久久不能平静。于是，我把这个让我感动的事情发到了医院的内网上，医护人员纷纷留言："好样的，如果人人都这样有素质就好了，我们是天天吃射线。""好人啊，以后检查优先吧，这么有意识的得给个赞！""有些患者恰恰相反，做了 ECT 还要缠着医生、护士，离他远点还不高兴，这就是差距。"

是啊，只要医患双方都能够有这份设身处地为对方着想的情怀，都能够给对方一份爱护和信任，医患关系将会是其乐融融，亲如一家。

（周陈西）

02 颜大哥

颜大哥是我老乡，在杭州汽车东站卖票。印象中他一直很瘦，经常抽烟，手指熏得有一点黄，但精神很不错，聊天时满面春风很专注地看着对方，让你觉得自己很被重视。颜大哥告诉我，他爸爸患鼻咽癌，曾在我们医院放化疗过，但不久便去世了。

"那时还不认识你，不然可以找你帮忙。"他满脸惋惜地说，"你是药房的哦。肿瘤这个病真费钱，我爸没有医保，真用不起啊。我记得出院的时候，医生给开了一个止吐药的片剂，开了好几盒，一盒没几片就要一百多。后来止吐药吃完了，治病的药还在用，也没见什么大的反应，是不是本来不用开的，这样可以省下不少钱的。"

我笑笑，说："那个口服止吐药片应该就是恩丹司琼片吧。"

颜大哥想了想："好像是这个名字。"

"化疗药一般都有比较大的不良反应，主要是恶心和呕吐。你没看到一些患者，真心可怜，啥都没吃还要吐，也有一些人打过二三个疗程的化疗后，因为呕吐让他们感到恐惧，甚至放弃化疗。所以，医生都会选择在化疗前进行预处理，特别是对于用高致吐性的药物的患者，往往会在化疗前中后分几次用上止吐针，化疗结束后还需要口服止吐药片，一般需要服用 5 天。再说你爸爸是鼻咽癌，常用的化疗方案有铂类、环磷酰胺等，都属于高致吐性药物。出院回家带点止吐片还是很有必要的。"

那应该是十多年前的事。十多年来，只要我回老家，一个电话，他就会帮我留好票。我们成了很好的朋友。我有时也会跟他说，烟少抽一点，有时间去体检一下，毕竟你爸爸患过肿瘤。

2012 年开春，他给我打电话，说咳嗽好几个月了，一直不好，原先吃点咳嗽药水就好的。我心里预感到情况可能不好，就让他就近去查了

CT，诊断为肺癌，又来我院做了增强 CT，报告提示：左上肺纵隔旁见约 8cm 直径巨大肿块，首先考虑周围型肺癌，病变侵犯纵隔，前胸壁可疑受侵。那是 2012 年的 4 月份，我记得很清楚，他站在我药房前面小花园的喷水池边上，声音很低沉，也很不自信："我不想治了，我知道这病治不好的。像我爸一样，花了很多钱，最终还是早早的走了。我还得留点钱给儿子。"我知道他说的是事实，肺癌 5 年生存期估计也就 30%，当然，概率不大不等于没有希望，活过 10 年、20 年的也是有的。

我不知道怎么安慰，只能劝他："现在医疗科技发展这么快，你爸那个年代怎能跟现在比。你看如今出来了那么多治疗的新手段、新药（那时国外已经在用靶向药），老家也有人治好了。"我也不知道这么说他是否相信，反正距离近的更有说服力。他抬起头，应和着，老家已经痊愈的患者他也认识，是有很多年了。"一些早期的、恶性程度低的，确实可以活得好好的。"我接着说，"再说你的病理报告也没有出来，要是病理恶性程度低，那治疗效果就很好，只要肿瘤控制住了，就能够长期生存的"。他也许从我的安慰中得到一点力量。"不试过谁知道自己是不是那个最幸运的人，你年纪也不大，总要试试吧？"

他没有拒绝，默认了我的说法，去做了肺部的病理穿刺。约 1 周后，他急匆匆地过来找我，说病理报告出来了。看他样子有点开心，他接着把纸质报告拿给我看，说不是癌。我一看，病理报告示：（左肺肿块穿刺）肺组织内见小片重度异形细胞（考虑为非小细胞癌）。原来非小细胞肺癌的"非"，被他理解成了不是的意思，我告诉他这只是肺癌的一种病理类型，但比小细胞癌的程度要轻一点，也要容易治一些。我忽然发现他泛着光的眼神渐渐暗淡了下来，原来并不是他认为的那种不是。

颜大哥的病情经过多位专家的判断，最后的方案就是接受放化疗。结合 CT 和病理，他的肿瘤分期考虑为 $cT_4N_3M_0$ 3B 期。隔几日，颜大哥住进了放疗科。医疗组裘主任说："根据你目前的情况，经过我们医生团队的研究，接下来要给你行 DP（多西他赛＋顺铂）方案，化疗 6 个疗程，同步予 6mv-Xray 调强放疗 30Gy。这个方案是治疗非小细胞肺癌的标准方案，预期治疗效果是不错的，你要有信心，好好配合治疗，有什么情况随时联系我们。"

我去看望他。"明天就要开始放化疗了，不知道坚不坚持得了 6 个疗程。"看着旁边病床上的病友，颜大哥担忧地告诉我："病友们都说，化疗药的反应太大了。你是药师，你帮我看看我的 DP 方案，这个药的反应大不大？"

DP 方案中的 D 指的是多西他赛，P 指的是顺铂，这是一种治疗非小细胞肺癌常见的治疗方案。一般多西他赛第 1 天用，顺铂分 3 天用。要注意的是，使用多西他赛时，需要口服 3 天地塞米松进行预处理，目的是预防水潴留；使用顺铂时，需要输注大量的液体，是为了减轻肾脏的毒性，并且还需要使用一些利尿药物，从而使化疗药尽快、尽早地从体内排泄出去。

我安慰他道："你不用太担心，虽然化疗会造成骨髓抑制，导致你的血象不好，但是每次化疗前都会验血，根据血象情况来给你做相应的治疗。比如白细胞低，就可以注射粒细胞集落刺激因子来刺激机体产生白细胞。而且化疗反应大小与个人的耐受性、事先的预防与处理都有关系。另外，化疗引起的恶心、呕吐、口腔黏膜炎、腹泻、脱发等，都可以使用相应的药物进行预防和治疗。"

颜大哥说："既然到这一步了，就听医生的，好好配合治疗，吃点苦不怕，再说怕也没有用。"有了事先的预估和心理准备，颜大哥前几个疗程的进展还算顺利。但是，化疗反应在不断加重。确实，化疗治疗肿瘤的选择性相对较差，在杀灭癌细胞的同时，也会损伤体内的健康细胞，而且化疗药物使用时间较长，可能会出现体内不断蓄积的过程。因此，化疗时间越久，产生的不良反应也可能越大。在第 4 个疗程时，我去病房探望他，刚好是用顺铂的第 3 天。中午饭点，只见颜大哥鼻子里塞着纸巾，饭菜放在一边。嫂子心疼地看着他说："不能吃啊，一吃就吐，甚至连闻到饭菜的味都吐，水也不敢多喝。"我对嫂子说："他这个情况挺严重了，你要让医生来处理一下，饭还是要尽量吃一点，少量多餐，不吃不行，否则营养就跟不上，后面的化疗怎么做。"

根据他的反应情况，医生及时给调整了止吐药物剂量和给药间隔时间。颜大哥的胃口慢慢也好了不少。

颜大哥挺过了放化疗最艰难的一段时光，但病情始终反复，过了 8 年之后不幸去世。

（周陈西）

03 选择

大舅 5 年前患了肺癌，在经过了手术、化疗等一系列治疗的艰辛路程后，总体情况还算稳定。半年前的某一天，表姐打电话给我，因为我是肿瘤医院的药师，大舅患病后常有联系。表姐说："你有空来看看大舅吧。他这两天情况不太好，老咳嗽，特别是晚上，咳得喘不过气来，都要坐着才能睡觉了。"我心里一咯噔，心想："坏了，肿瘤控制不住，有进展了。"一下班，我就赶往表哥家。见到大舅，大舅拉着我直掉眼泪。表姐又心疼又无奈地说："你看，大舅的肚子好像也大起来了，白天还好，一到晚上，躺下去就咳嗽个不停。"我不知道该说什么，心里也有点发慌，急忙将大舅送往医院就诊。经过医生诊治，建议用靶向药物治疗，在基因检测确认后，开始服用进口的吉非替尼，价格比较贵。目前已经服药半年多了，几次复查，均显示肿瘤标志物指标下降不少，CT 复查也显示肿瘤有缩小迹象。看来大舅的肿瘤得到了控制，且咳嗽症状也有所缓解，家里人都很开心。

今天表姐又到医院配药，来药房找我。"挺好的，"我看着报告说，"等我忙完，我带你去找医生开下一疗程的药，这药还得继续吃。"

表姐走过来悄悄问我："听说你药房里现在有了国产的吉非替尼，价格便宜很多，连原先价格的一半都不到？"

"是的，其实你现在可以考虑给大舅换国产的吉非替尼，价格确实便宜了很多。"

"嗯，进口药太贵了，真吃不起了，但换国产药稳不稳当啊？"

表姐有些疑虑，吃了这么久的进口药，突然改国产药，也不知道治疗效果会不会打折，万一不好了咋办呢？尽管念叨了几天，但还没有做出决定，正好趁着复查来问下我是否可行。

我知道之所以纠结主要还是来自经济上的压力，舅舅家的经济情况并不是很好。肿瘤是慢性消耗性疾病，5 年以来，舅舅已经花了很多钱在肿瘤治疗上，住院、药物治疗、各项必不可少的检查，还有营养升白等支持治疗，即便有一定比例的医保报销，但自费部分依然是很大的一笔支出。这也不单单是我大舅一家碰到的问题，也是非常多的家庭必须要面对的选择，比如我同事的表姐患乳腺癌，卖掉了自住房用来治病，因病致贫、因病返贫也是很常见的。

当然表姐更担心的是大舅的治疗效果，自从舅舅患了肺癌，已经承受了太多痛苦，家人总想给他最好的治疗。

"听病友们说进口药效果好，不良反应要小不少，国产药便宜是便宜，就怕会不会没效果？还有不良反应是不是比进口的药大？你是药师应该懂得比较多。"表姐不放心地问我。

"那进口药与国产药的价格为什么差距这么大呢？我该怎么回答这个问题呢。"我在脑海里思考了会。因为我知道这个问题涉及原研药与仿制药的问题。药物的研发需要投入的成本是无法估算的，期间要经历十数年、无数次的失败，甚至成百上千个的研发药品中才能够成功一个。这是一个周期长、投资大的复杂工程，那上市后药品价格自然很贵，就算这样，很多公司也不一定能挣到钱。因此，药物在上市后有专利保护期（一般为 20 年），不可以被其他企业仿制。而仿制药是原研药的专利保护期到期后，其他厂家就可以仿制这个药品，即针对原研药的分子结构进行复制后生产出来的药品。由于没有高额的研发成本，只有生产成本，仿制药的价格自然比较低。再则，自 2018 年起国家实行带量采购政策，以量换价，使药品价格再次降低，让广大患者能够以较低的价格用上有质量保证的抗肿瘤药品。

为了规范和提高我国的仿制药水平，让老百姓用药的安全性、有效性得到保障，国家对于仿制药实行药物一致性评价，即仿制药与原研药相比，必须具有化学物质一致性、产品功能一致性和生物等效性。因此，目前仿制药与原研药在质量和疗效上是一致的。而两者的不良反应，无论是选择原研药还是仿制药都有可能发生。就像现在不论国产还是进口，吉非替尼都会引起恶心呕吐、食欲不振、腹痛以及腹泻等症状，程度也基本相似。再说仿制药在上市之前，都会经过严格的检验和临床对照，不良反应往往都在可控范围。临床上是否发生不良反应和发生不良反应的程度存在个体差异，国产药不一定比进口药更严重。

于是，我底气很足地对表姐说："表姐，其实真没必要纠结药是国产还是进口的，药品价格高低与药品疗效没有直接关系，药品质量的好坏、不良反应大小也不在于进口还是国产。再说现在国产药还真不错，比如跟吉非替尼有同样适应证的埃克替尼，不仅是国内原研，还获得了国家科技进步一等奖。另外，现在还有好多国产药都出口到了美国，这说明我们国家制药水平有了非常大的进步。大舅的肿瘤治疗是一个长期作战的过程，需要我们做好打持久战的准备。因此，要根据家里经济收入和医保等具体情况，选择适合自己的治疗方案和药物。对大舅来说更换为同一疗效又便宜得多的国产吉非替尼未尝不是一个好的选择。至于不良反应嘛，是有个体差异的，而且和药物服用的时间长短也有相关性。如果出现了不良反应，现在都有很好的对症处理方法。"

表姐点点头说道："你这么一说，我放心多了，那行，我带你大舅去找主任了。"

（周陈西）

04 癌痛

大舅的病情又进展了，ECT 报告显示：肺癌多发骨转移。舅舅和我说："胸肋下及后背隐隐地感觉到一丝疼痛。"我嘱咐表哥，细心观察舅舅疼痛发作时的情况。刚开始，疼痛还能忍，表哥说："痛一会儿也就好了，疼的时候人稍微有点烦躁。晚上睡觉也还行，也没吵着你舅妈。"我建议表哥询问医生，开了 2 盒塞来昔布胶囊备用，但舅舅不愿意服用。

"这点疼我还是能忍受的，我还没那么娇气。"大舅说。

"你舅舅担心，现在就吃止痛药，以后再痛得厉害起来，没药吃，怎么办？"

"没事，现在控制癌痛的药物还是很多的，塞来昔布胶囊不管用了，就换更高级别的止痛药，效果不错的。你怎么舒服就怎么来，该吃就吃，别给表哥省钱。"我和大舅开着玩笑说。

"表哥，你盯着他，让他 1 天 2 次，按时吃药，药物的止疼作用一直持续着，大舅就不会有感受到疼痛的时候。别疼起来再吃，毕竟药物起效还要时间，这疼不是白挨了嘛。"我交待道："反正大舅的病，到现在这样子，也就是拖日子了。剩下的日子，怎么让大舅活得舒服点，才是最主要的。眼前要紧，还管它什么以后，谁知道还能撑多久。"话似乎说得残忍了些。我在肿瘤医院工作了这么久，看多了病患疼痛难忍的情况，实在可怜。

经过一段时间的对症处理后，大舅的睡眠情况有所改善，人精神也好很多。半个月后，刚端起饭碗，表哥一个电话把我拉到医院，"你舅吐血了，吐了好多血。怎么办？"吐血？胃出血？前一阵子舅舅因为腿部血栓，去医院看了，开了活血的药。"前几天的大便有没有不一样？黑不黑？""有点黑，我以为是吃抗癌药的缘故。""赶紧先送医院急诊，有可能胃出血了。"我进医院急诊室的时候，值班医生已经在处理了，开了急诊验血和注射用奥美拉唑钠。舅舅一直嚷嚷着肚子疼。"在家都没喊这么响，看到你和医生，喊得更起劲了。""别急，别急。都在医院里了，肯定会帮你治好的。"怕吵到急诊室里的其他患者，我赶紧安抚道。随后跟着医生走进办公室，医生一边用简笔画画着胃的结构图，一边为表哥讲解病情。最后医生说："我这里是急诊科，只能先对症处理，目前看起来是胃出血，具体情况你们明天还得联系患者的主诊医生。"

大舅用了药后症状好了很多，现在表姐正陪着。我和表哥一边走出急诊室一边聊了起来，表哥说舅舅疼痛发生的次数越来越多了，"痛的时候，整个人不安生，在床上翻来覆去。说前胸、后背，手臂、腿、脚，哪哪都疼。你表姐就在边上给他按摩，但没用。关键还是咳嗽，一咳嗽疼痛就加重，满头的汗。""一疼起来就抢止痛药吃，也不管到没到时间。医生让吃 1 颗，他有时候都吃到了 3 颗，但也不管用。"

怪不得，我侧头看着表哥说："塞米昔布胶囊怎么可以乱吃，这药的不良反应就是容易引起消化道出血。再说这个药有天花板效应，吃 1~2 颗，止得住疼就止，止不住，就是整盒一次性吃完都不管用，除了不良反应，啥好处都没有，这次胃出血跟塞米昔布胶囊乱吃也有关系。现在疼痛严重了，明天先问一下医生可不可以换个止痛药，要是疼痛不处理好可能会越来越严重，也许要用麻醉药品。"

"麻醉药品？那不会把人麻倒？让你舅舅天天睡觉？""不是，不是。"我失笑道："你说的是手术用的麻醉药，我说的是阿片类药物，比如吗啡。""吗啡？"表哥一脸的顾虑，"就是那个毒品吧？吃了要成瘾的吧？""不会，这个与吸毒的人不一样。"我连连摇头，"麻醉药品的用量是医生评估计算过的，会慢慢加量，找到一个刚好把痛止住的量。再说现在止痛基本上都用缓控释制剂，药服下去以后，都是缓慢定量释放出来起作用的，达不到成瘾所需的量，不会成瘾。"

隔日，表哥带大舅去了主诊医生那儿就诊。主诊医生给舅舅的疼痛做了评估，评分 7 分，属于重度疼痛。医生考虑到大舅除了肺癌骨转移引起的骨痛外，还并发有牵扯痛、神经痛，嘱将塞来昔布胶囊的用量改为 1 次 1 粒，1 天 2 次，又开了加巴喷丁和甲钴胺辅助止痛，同时让表哥去门诊办公室办理了"麻醉药品专用病历"，开始使用盐酸羟考酮缓释片，并通过简化滴定法来确定大舅的服药剂量。

表哥问："为啥吃麻醉药品要滴定？具体是怎么操作的？"

"这个很重要，滴定可以确定你用药的剂量是否准确，换句话说就是确定疼痛是否可以很好地控制住，既不多服以免增加不良反应，也不少服而致起不到止痛效果，而是用药刚刚好。"医生回答着并开具了 10 片 10mg 的盐酸羟考酮缓释片和 10 片 10mg 的吗啡片。"盐酸羟考酮缓释片早上 8 点服 10mg，每 12 小时 1 次，要严格执行。因为缓释片在体内是按 12 小时均匀释放药量。提前服，前面一片的药效尚未释放完，后一片的药效又同时开始释放，无意间体内药量增加了一倍。而推迟服，患者体内有段时间药量会变为零，遭受疼痛。"

"如果上午 8 点服了，但还没到晚上 8 点就又开始痛起来，怎么办呢？"

"这种情况是爆发痛，可给予 1 片吗啡缓解。需要记录 12 小时内出现几次爆发痛，等到晚上 8 点的时候增加奥斯康定的量，如果还痛，下一次再加。一般来说，含有吗啡的强阿片类止痛药是没有天花板封顶效应的，可以一直增加到服后不痛为止。"

表哥通过观察这样一个个 12 小时的用药情况，记录好爆发痛出现的频率，让医生调整用药剂量，最终达到下次给药时间时疼痛刚好可控的程度。

最后，大舅使用盐酸羟考酮缓释片的用量为每次 40mg，每 12 小时 1 次。这样刚好能够止痛，又尽量减少不良反应。

（周陈西）

ⓞ⑤ 有时治愈，经常关怀，总是安慰

2013 年 12 月的一个下午，舒药师照常在门诊药物咨询室等待着患者或家属前来咨询。不多时，来了一对老年夫妇，大概 60 岁上下，穿着朴素整洁，妻子扶着丈夫慢慢走进来。舒药师主动询问道："你们好，请坐，是想要咨询用药的问题吧？"妻子率先开口说："姑娘，你好，是我丈夫的病，想要咨询些问题。"据妻子说，她姓李，丈夫姓宋，她丈夫前两年得了软组织肉瘤，目前已经到了晚期，去了好几家医院都说没办法了，然后满怀希望来到了舒药师所在的肿瘤专科医院，结果再一次失望。当他们准备离开的时候，看到了这个药物咨询室，就进来问问看有没有什么新药可以治疗她丈夫的这个病。舒药师至今忘不了李阿姨询问她时，眼神里的那抹期待。舒药师不忍直接回绝他们，先询问了李阿姨关于宋伯伯的一些情况。李阿姨很主动地拿出宋伯伯治疗的病程记录、报告单等资料。舒药师告诉他们，目前国内的确没有什么有效药物来治疗宋伯伯的病，但是国外说不定已经有相关的新药，可以帮他们查一下资料。李阿姨听了，连连道谢，本来一筹莫展的脸上露出难得的一丝笑容。宋伯伯看着舒药师，也缓缓说道："谢谢你，姑娘。"随后，宋伯伯把他的电子邮箱信息留给了舒药师，就和李阿姨一起回去了。

下班后一回到家，舒药师就打开电脑，查找国内外用于治疗晚期软组织肉瘤的药物。一开始并不顺利，这个病在肿瘤中算是小癌种，资料很有限，舒药师查了指南和一些数据库，没什么进展。吃晚饭时，舒药师心不在焉，家里人问她什么事，舒药师告诉他们以后，都鼓励舒药师别灰心，再继续查。晚饭后，舒药师又接着查找资料，终于查到一种药物——曲贝替定，可用于治疗晚期软组织肉瘤。但是这个药只在欧洲和加拿大上市了，连美国都没上市，而且是注射剂，不良反应相对较大，以宋伯伯目前的体质估计是吃不消的。哎，空欢喜一场！

舒药师利用中午休息时间继续查找资料。当时除了药物咨询工作外，舒药师还兼顾他们医院临床试验药品的管理工作，很多国外新药进入国内，包括美国、欧洲上市的新药，都需要做药物的临床试验。药物在上市前进行临床试验的目的主要是保证新药的有效性和安全性，是非常重要的过程。特别是对于肿瘤晚期患者，当已有药物无法治疗时，参加新药临床试验有可能得到另一次治疗机会。因此，舒药师顺着这个思路去美国食品药品监督管理局官网等网站查找，真的查到了一个治疗晚期软组织肉瘤的"孤儿药"——帕唑帕尼。这个药是具有抗血管作用的新型小分子口服靶向药，可通过干扰顽固肿瘤存活和生长所需的新生血管生成而起作用，2012 年 4 月在美国上市，现在国内也已经上市，但当时国内还没有上市。舒药师迫不及待地把这个信息通过邮件的形式发给了宋伯伯。

李阿姨带着宋伯伯又来到了门诊药物咨询室找舒药师，这次他们的情绪明显好了很多，一来就问舒药师帕唑帕尼的情况。舒药师把查到的资料又给他们原原本本地说了一遍，但是唯一的问题是当时这个药国内没有上市。李阿姨告诉舒药师，美国他们没有亲戚，但是新加坡有。舒药师眼睛一亮，赶紧查了下，发现新加坡已经上市了！老两口很高兴，但是去新加坡看病也不是那么容易，他们想着先让那边的亲戚拿着宋伯伯的病历找当地的医生看一下。舒药师觉得这是对的，否则跑过去，看不了，更折腾。然后李阿姨又面露难色，舒药师就问："李阿姨，你还有什么顾虑的吗？"她犹豫了下，还是跟舒药师说了："小舒，你是个好人，我们能碰到你，是我们的幸运。就是我还有个不情之请，现在药是找到了，但是新加坡那边可能需要英文的材料，你能帮忙翻译下宋伯伯的病历资料吗？"舒药师还以为是什么事，笑着说："只要你们信得过我，翻译没有问题。"李阿姨和宋伯伯又是连连致谢。舒药师目送着他们离开的时候，多么希望这个药能帮到宋伯伯。

之后，舒药师又跟往常一样，继续在药物咨询室为患者答疑解惑。偶尔也会想，不知道宋伯伯有没有得到药物治疗，效果好不好。

一晃1年多过去了。某天，李阿姨又来到了药物咨询室，但是这次只有她一个人。舒药师心里有种不好的预感，果然，李阿姨告诉舒药师，宋伯伯还是走了。舒药师心里瞬间有种被什么东西堵着的感觉，想说些安慰她的话也说不出来。"小舒，别难过，我今天来是来替你宋伯伯谢谢你的。我们全家都很感激你，本来他只有几个月的命了，在新加坡那边治疗后，稳定了一段时间，他很满足了。多亏你的帮助，真的！"说完，她紧紧握住了舒药师的手。舒药师拼命点着头，无法言语。

经过这件事，舒药师真正体会到这句话的含义：有时治愈，经常关怀，总是安慰。面对这样的疾病，也许舒药师个人能做的事情并不多，但是哪怕对患者有一丝的帮助，她也会坚持下去！

（王　增）